Marcel Kalberer
Strahlenpendler

printsystem®
MEDIENVERLAG

Den Enkelkindern
Jona und Mira
gewidmet
in der Hoffnung,
dass auch ihnen ein langes Leben
in Schönheit und Liebe möglich sein werde.

Marcel Kalberer

STRAHLENPENDLER

*wie der Krebs zu mir kam
und wie er mich verliess*

Impressum

Autor
Marcel Kalberer

Verlag
Printsystem Medienverlag
71296 Heimsheim

Druck
Printsystem GmbH
71296 Heimsheim

Titelbild
Der Wanderer – Kunstinstallation von Dorothea Kalb-Brenek
am Castello di San Giorgo/Monferrato, Casale 2014
Foto: Marcel Kalberer

1. Auflage, Dezember 2014

Der Umwelt zuliebe gedruckt auf umweltfreundlichem,
chlor- und säurefrei gebleichtem Papier.

ISBN 978-3-938295-99-1

Danksagung

Dieses Buch wäre ohne die Hilfe und Kritik von Familienangehörigen und Freunden nicht zustande gekommen.

Meine Frau Dorothea Kalb-Brenek stand mir als kritische Beraterin und Korrektorin zu jeder Zeit zur Seite. Anregend und engagiert waren auch ihre Schwestern Marianne Meyer, Zürich und Lisa Linder, Stuttgart. Wichtige Hinweise erhielt ich auch von meiner Schwester Ursula Oxendine, Jakobsbad.

Meinen Freunden Micky Remann, Auerstedt, und Anselm Weidner, Berlin, verdanke ich viele engagierte Diskussionen, inhaltliche Vorschläge und Anregungen. Fréderic Gunther möchte ich für die Nachprüfung meiner nächtlichen Kopfrechnereien danken. Urs und Dorothea Hunziker, Affoltern, standen mir mit verlegerischen Empfehlungen, Ratschlägen und orthografischen Korrekturen bei. Die Lektoratsarbeit verdanke ich Nikola Klein, freie Lektorin in Berlin.

9 Jahre danach,
Heggelbach, Okt. 2014

Inhalt

Ein sonniger Arbeitstag im August

Ich sass im Schatten eines Kastanienbaums und gönnte mir ein Käsebrötchen. Als ich es aufgegessen hatte, quoll mir Blut aus dem Mund, lief über mein Kinn und tropfte auf meine Brust. Erschrocken über die Flecken auf meinem Hemd, presste ich meine Lippen fest zusammen und lief zur Toilette. Über dem Waschbecken öffnete ich meinen Mund und sah im Spiegel, wie das Blut an verschiedenen Stellen aus der linken Seite der Zunge tropfte. Um die Zunge besser betrachten zu können, zog ich sie mit Daumen und Zeigefinger aus dem Mund und bemerkte, dass sie taub war. Auch in die linke Wange konnte ich zwicken und kneifen, ohne dabei Schmerzen zu empfinden.

Ich wusch mein Hemd, setzte mich draussen in die heisse Sonne, zog die Zunge weit zurück in den Rachenraum und wartete, bis das Hemd wieder halbwegs trocken und die Blutungen abgeklungen waren. Dann ging ich zurück zu den Mitarbeitern und Mitarbeiterinnen, die auf der Baustelle auf mich warteten, um gemeinsam wie verabredet den Mittelmast für unser grösstes Zelt aufzurichten. Es war das letzte von mehreren Segeln und Zeltstrukturen, die wir hier auf dem Kasernenareal in Kleinbasel anlässlich des Lörracher Stimmenfestivals errichteten.

Ich wollte die Bauarbeiten nicht aufhalten und liess mir nichts von meinem Ungemach anmerken. Um meinen Mund geschlossen zu halten, sprach ich nur wenig und wartete darauf, dass die Taubheit bald verschwinden würde, wie Betäubungen beim Zahnarzt.

Am Abend, als sie immer noch nicht abgeklungen war, bemerkte ich, dass ich auch auf dem linken Ohr schlechter hörte als zuvor. Die Ungewissheit wurde unerträglich und so fuhr Dorothea, meine Frau, mit mir noch am selben Abend zurück nach Hause. Am nächsten Morgen suchten wir unseren Hausarzt auf. Er ahnte schnell etwas Ungewöhnliches und schickte uns umgehend zu einem CT-Scan in eine Fachklinik nach Singen.

Was der „Strahlenarzt" dort in der computertomografischen Abbildung meines Gehirns erkennen konnte, nannte er „Karzinom" oder „Malignom". Das beunruhigte mich nicht allzu sehr, hatte ich doch gehört, dass es davon auch gutartige geben solle. Also wiegte ich mich in der Hoffnung, dass es so schlimm schon nicht sein würde. Um mich nicht zu schockieren, vermied er das Wort „Krebs" und weitere Erklärungen und überwies mich an die Universitätsklinik nach Freiburg.

Gleich am nächsten Tag fuhren wir dorthin, wo ich nach dem Hinterlassen meiner Personaldaten wieder in eine "Röhre" eingefahren wurde. Sie wirkte moderner und monströser als die Apparatur in der privaten Regionalklinik in Singen und erinnerte mich in ihrem Space-Design an eine Raumkapsel. Offenbar war diese „Rakete" auf dem neuesten Stand der radiologischen Technik und konnte präzise Bilder von dem „Gewächs" in meinem Gehirn erstellen.

Nach langem Warten im Garten der Klinik wurden wir am Abend mit der Diagnose konfrontiert: "Neuroendokrines Karzinom der Schädelbasis und Clivus sowie Keilbeinhöhle links". Der Radiologe erklärte uns, dass es sich um ein Nasopharynxkarzinom handle, auch Plattenepithelkarzinom genannt, welches sich im Bereich der Nasennebenhöhlen entwickelte und von dort aus ins Gehirn vorgearbeitet habe. Hier, im Bereich der Rosenmüller'schen Grube, wachse es nun weiter und beeinträchtige alle Nerven, die sich in seinem Ausbreitungsbereich befänden. Den untersten und den dritten der drei Äste des Trigeminusnervs habe das Karzinom schon befallen, weshalb ich im linken Mundraum nichts mehr spürte. Der zweite Strang des dreiteiligen Nervs, der zum linken Ohr und zum linken Auge führt, würde von dem Wachstum des Karzinoms zunehmend beeinträchtigt. Dies sei der Grund, warum ich mit dem linken Ohr schlecht hörte und das linke Augenlid nur noch mit Mühe bewegen konnte. Die Wucherung sei im Begriff, den ganzen dreiteiligen Trigeminusnerv, der die gesamte linke Gesichtshälfte versorgt, zu bedrängen.

Wir wollten wissen, was nun zu tun sei und erfuhren, dass sie für mich ein Zimmer hergerichtet hatten. Wir begaben uns dorthin und setzten uns wortlos und auf das Schlimmste gefasst, gemeinsam trauernd, auf das frisch bezogene, strahlend weisse Bett. Nach zeitlosem Warten erschien der Chefarzt der onkologischen Abteilung mit zwei Assistenzärzten. Er erklärte uns, dass sie morgen früh das Karzinom aus den leicht zugänglichen Nasenräumen entfernen würden. Eine Operation des Karzinoms im Gehirn liege aber ausserhalb der klinischen Möglichkeiten. Selbst eine Strahlentherapie sei zu riskant, weil sich der Krebs unmittelbar neben lebenswichtigen Nerven und Organen, in direkter Nachbarschaft zur Hypophyse und zum Hypothalamus befände. Das Risiko sei zu hoch, durch die Strahlen schwer geschädigt, taub, blind oder blöd zu werden.

An die medizinischen Fachbegriffe kann ich mich nicht mehr erinnern. „Blöd" haben sie bestimmt nicht gesagt, so wie sie auch nie von „Krebs" gesprochen haben, aber wir haben sie richtig verstanden. Dorothea könne mich, fuhr der Arzt fort, sofern keine Komplikationen aufträten, in drei bis vier Tagen wieder abholen. Sie empfahlen ihr, in der Nähe unseres Wohnortes, in Überlingen, Konstanz oder Ravensburg, ein Krankenhaus ausfindig zu machen, das sich danach weiter um mich kümmern solle.

Wir konnten nicht glauben, was wir zur Kenntnis nehmen mussten: Die Universitätsklinik würde sich darauf beschränken, das Karzinom aus dem Nasenraum zu entfernen und mich danach mit dem weiterwuchernden Krebs im Kopf wieder nach Hause schicken! Sprachlos sassen wir nebeneinander und weinten.

Eine Krankenschwester trennte uns. Dorothea musste mich alleine lassen. Ich war schon dabei, mich mit dem Verlust der linken Gesichtshälfte, eines Auges und eines Ohres vertraut zu machen, da wurde ich mit

Betäubungsmitteln von meinen trüben Zukunftsperspektiven befreit.

Am nächsten Nachmittag wachte ich wieder auf und erblickte mein Spiegelbild in der Fensterscheibe, mit einem dicken Verband über der Nase und um den Kopf gewickelt. Ich schlurfte zum Spiegel über dem Waschbecken, lüftete den Verband und sah meine grosse Nase, geschwollen, dick und rot. Ich konnte mich kaum erkennen und glauben, dass ich das war, erinnerte ich doch an einen tief betrübten Clown.

Bald kam Dorothea, sass lange Zeit neben mir auf dem Bett und versuchte mich zu trösten, was ihr schwerfiel, waren wir doch nie zuvor in unserem langen, glücklichen Zusammensein mit einer so traurigen und ungewissen Situation konfrontiert worden.

Dorothea hatte sich in einem Hotel einquartiert, um mir in diesen sonnigen Sommertagen, die so gar nicht zu meinem Leiden passen wollten, beizustehen. Am Abend mussten wir uns wieder trennen und ich wechselte mit schmerzlinderndem Morphium und Schlaftabletten, wie ein Junkie, in eine wohlgefällige, fatalistische Stimmung und bald darauf in den Schlaf.

Am Morgen nach dem Aufwachen versuchte ich mich vor dem Überfall durch die schweren Gedanken zu schützen. Mit grosser Anstrengung schaffte ich es, ein weiteres Kapitel in Milan Kunderas „Die unerträgliche Leichtigkeit des Seins" zu lesen, dann brannten mir die Augen und ich fiel wieder zurück in die schwer erträgliche Traurigkeit des bedrohten Lebens.

Das war's dann wohl

Die Universitätsklinik Freiburg wagt den lebensrettenden Eingriff nicht und schickt mich zurück in die Provinz. Wird sich eines der Regionalkrankenhäuser meiner erbarmen und mich mit schmerzlindernden Mitteln in den Tod begleiten oder gar den riskanten Eingriff wagen? Es sieht nicht danach aus. Ich weiss es durch die Erkundigungen, die Anna, unsere leibliche Tochter, und Peedy, unsere zugelaufene Tochter, gleichzeitig mit meinen Geschwistern und Verwandten in der Zwischenzeit unternommen haben. Keine Aussichten – schlechte Aussichten!

Der Tod steht vor der Tür, mein Herzklopfen ist nun sein Klopfen. Die Zeit ist gekommen, mich vom Leben zu verabschieden. Noch vor wenigen Tagen fand ich die Warnung auf meiner Zigarettenschachtel, „Achtung, das Leben kann tödlich enden", bedeutungslos, nun erscheint sie mir wie ein Menetekel. Dass mein Leben mal enden wird, hat mich bis anhin nicht beschäftigt. Ich habe keine Totenbücher gelesen, nicht mal das Tibetische. Nun habe ich ein Problem. Wie gehe ich mit ihm um?

In den Tagen nach der Operation spazierte ich mit Dorothea morgens und nachmittags durch den Klinikgarten, in kleinen Schritten von Sitzbank zu Sitzbank, ohne mich an der Sonne, an den blühenden Blumen, an den prächtigen Bäumen, an den sprudelnden Brunnen, an den grossartigen Kunstwerken oder an Dorotheas

Mitgefühl und Liebe erfreuen zu können. Ich war im Elend. Ich hatte aufgegeben. Es gab keinen Glauben an Besserung oder Heilung. Hoffnungslos.

Höllenfahrt durchs Höllental

Mit viel Mühe und Überwindung und der Hilfe einer Krankenschwester schaffte ich es mich anzuziehen, die paar wenigen Kleidungsstücke, die Toilettentasche und die zwei Bücher, die ich nicht in der Lage war zu lesen, zurück in die Reisetasche zu stopfen und mich ins Foyer zu begeben.

Als ich es erstmals seit langem wieder wagte in den Spiegel zu schauen, wurde mir bewusst, in welch elendem Zustand ich mich befand, wie fürchterlich ich aussah mit meinem verkniffenen linken Auge, der geschwollenen, roten Nase und der abfallenden linken Mundhälfte.

Einsam wie der Sessel, in dem ich sass, von allen guten Geistern verlassen, neben mir meine wenigen Habseligkeiten, wartete ich darauf, von Dorothea wieder nach Hause chauffiert zu werden. Wie die Tage zuvor freute ich mich sie wiederzusehen. Doch es war eine klägliche Freude, getrübt durch die Angst vor dem baldigen Abschied. Dorothea liess sich nichts anmerken. Sie half mir hoch, nahm meine Reisetasche und machte sich daran, mich zu stützen und Schritt für Schritt mit vielen Ruhepausen zum Auto zu führen.

Zu schwach, um aufrecht auf dem Beifahrersitz Platz zu nehmen, legte ich mich quer auf die Rücksitze, wo Dorothea, meinen Zustand vorausahnend, ein dickes Plumeau ausgebreitet hatte. Zusammengeknüllt lag ich da, zu kraftlos und zu deprimiert, um ein paar Worte zu finden. Und wenn ich mir mit viel Mühe etwas Nettes ausgedacht hatte, um Dorothea zu beruhigen, dann wurde dieses Ansinnen, noch bevor ich es auszusprechen vermochte, von schweren Gedanken an noch nie zuvor Gedachtes erstickt. Die Wahrscheinlichkeit des baldigen Todes raubte mir meinen Verstand, sie machte mich sprachlos und die Fahrt auf der Touristenroute von Freiburg durch den Schwarzwald an den Bodensee zu einem Martyrium.

Auf den Rücksitzen liegend, mit der aufgequollenen Nase, einem verzwickten Auge und den schmalen Seitenfenstern, die alle zusammen mein Sichtfeld beschränkten, ahnte ich noch nicht, was für eine dramatische Berg- und Talfahrt vor mir lag. Anfänglich genoss ich es, weich gebettet, wie früher die kleine Anna auf unseren Nachtfahrten nach Südfrankreich, im Auto zu liegen und von Dorothea und ihrer ruhigen Fahrweise sicher nach Hause gebracht zu werden. Es hatte etwas Befreiendes, nicht mehr im Spital meinen aufgewühlten Gedanken ausgeliefert zu sein, sondern im Auto unterwegs zu sein, und sei es auch auf unbequemen und insgesamt zu schmalen Rücksitzen.

Hauptsache wieder zurück in der wirklichen Welt, auf einer mir wohlbekannten Strecke, die mir durch die

Brille meines Elends und den beschränkten Blickwinkel betrachtet wie eine nie geschaute Welt erschien. Ich spähte gebannt nach draußen, um in diesen vermeintlich letzten Momenten meines Lebens nichts zu verpassen. Ich wollte alles sehen, was sich meinen eineinhalb Augen durch die schmalen Fenster offenbarte.

Kurz hinter der Stadt verlor sich mein Blick in den Wipfeln der ersten Schwarzwaldfichten. Sie säumten beide Strassenseiten und gaben nur einen dünnen Streifen Himmel frei. Nach einigen belanglosen Ortsangaben konnte ich das Schild „Bahnhof Himmelreich" lesen. Ein unangenehmes Gefühl überkam mich, als Dorothea wortlos daran vorbeifuhr. Wie schön wär's doch, das Angebot zu nutzen und den Direktzug in den Himmel zu nehmen! Ich fand den Bezug zwar albern, trotzdem gemahnte er mich erneut an das Leben nach dem Tod. Wieder, schon wieder, wo ich mich doch von diesen Gedanken lösen wollte, weil ich in meinem lädierten Zustand zu keinen vernünftigen Fragen und noch weniger zu sinnvollen Antworten fand.

Das Himmelreich hinter uns, wies ein Schild zum Höllbach. Bald würden wir ins Höllental einfahren, das wusste ich von früheren Schwarzwaldfahrten. Wie nie zuvor überwältigte mich die Eindeutigkeit dieser Namen. Himmel und Hölle begleiteten diese Fahrt in den Tod und ich musste mich, miserabler Zustand hin oder her, mit ihnen beschäftigen, ob ich wollte oder nicht.

Nein! Ich mag jetzt nicht! Um mich von der quälenden Gegenwart des Todes abzulenken, begann ich die

Baumspitzen zu zählen. Aber kaum war ich meinen trüben Gedanken entronnen, erschien auf der ersten Anhöhe, als wär´s speziell für mich errichtet, ein stählernes, feinziseliertes eisernes Kreuz in meinem beschränkten Sichtfeld. Da ich es als ein weiteres Zeichen für den Tod verstand, versuchte ich es nicht wahrzunehmen und mich wieder auf die Kieferspitzen zu konzentrieren. Bald würde der prachtvolle Hirsch kommen. Ich spürte eine leise Freude, als ich ihn, strahlend und erhaben, steil über mir auf einer Felsspitze stehen sah. Der mutige Held. Es war noch nicht finster, trotzdem wurde er schon angeleuchtet und funkelte in seiner goldenen Pracht zu mir auf den Rücksitz herunter. Ist er nicht mit seinem legendären Sprung über die weite Schlucht dem Tod durch den Verfolger entkommen? Er hatte eigentlich keine Chance zu überleben, denn der Sprung von der Klippe der einen Talseite zur anderen ist schlichtweg zu weit. Doch ihm blieb keine andere Möglichkeit als die Flucht nach vorne. In dieser aussichtslosen Lage konnte er das Unmögliche schaffen. Sein Anblick, seine Würde, sein Stolz, sein hocherhabener Kopf mit dem riesigen Geweih, verbunden mit meinen Gedanken an seinen erfolgreichen Sprung und seine wundersame Rettung vor dem Tod machten mir Mut.

Bald darauf fuhren wir auf einen weiteren kahlen Felsen zu. Auf seiner Spitze ragte wieder ein Kreuz in den halbdunklen Himmel. Das Kreuz blieb in meinem Blickfeld, so dass ich es unablässig betrachten musste, denn das Auto drehte in einer engen Haarnadelkurve um diese Bergspitze, diesen Riesendolmen oder Externstein oder was immer dieser karge Steinkegel sein mochte. In seiner Aufdringlichkeit verstand ich es als ein untrügliches Zeichen des Todes. Dann wandte ich meinen Blick ab, schloss meine Augen und wartete, bis wieder nichts als Baumwipfel mein Blickfeld säumten. Eine lange Weile hielt ich die Augen geschlossen. Als ich sie wieder zu öffnen wagte, erschienen mir im fahlen Licht selbst die Fichtenspitzen wie lauter kleine Kreuze und mit dem letzten Lichtschein trat auf der womöglich letzten Anhöhe ein weiteres Kreuz in mein Blickfeld. Nicht schon wieder! Warum können sie die Berge nicht Berge sein lassen, warum diese Kreuze auf allen Anhöhen? Warum müssen sie ständig an den Tod erinnern, jetzt wo ich ihm schon so nahe bin? Hätte ich die Kraft gehabt zu sprechen, hätte ich Dorothea gefragt, ob wir durch einen Friedhof fuhren.

Als sich meine Aufregung über die erzwungene Überbeschäftigung mit dem Unausweichlichen legte, verschwanden auch die Wipfelkreuze der Kiefern. Dafür drohten von den halbnackten Felswänden Steinbrocken auf uns herabzufallen und die wenigen notdürftig sie umklammernden, kleinwüchsigen Bäumchen und Sträucher mit in die Tiefe zu reissen.

Endlich dem Höllental entronnen, fuhren wir weiter hinauf in den Schwarzwald. Mit dem Anstieg hob sich auch meine Stimmung. Ich beruhigte mich zusehends, je höher wir kamen, je dunkler es wurde, je weniger ich erkennen konnte.

Nicht einmal das letzte lesbare Ortsschild „Oberhöll-steig" brachte mich noch aus der Ruhe, während wir weiter hinauf und hinein in den schwarzen Wald fuhren. Außer dem dünnen, nur noch schwach erhellten Himmelsstreifen war nichts zu sehen: Kein Stern, kein Mond, kein Diffusionsstreifen, kein Funken Hoffnung.

Als wir die Kuppe erreicht hatten und sich das Auto nach vorne neigte, um wieder talwärts zu fahren, neigte sich mit ihm auch mein Gemüt. Weinen mochte ich nicht, klagen sollte ich nicht, sprechen konnte ich nicht. Es befiel mich eine melancholische Trauer, die ich zuvor nicht gekannt hatte. Sie machte mich ruhig, stoisch, geradezu heroisch. Kein Aufbegehren, kein Klagen, kein Trotz, keine Wut, keine Emotion, nur noch Traurigkeit.

Hab' ich es geschafft? Hab' ich mich aufgegeben? Kann ich nun gehen? Ist dies das Ende meines Widerstandes gegen das Unabdingbare? Ich bin doch kein Held! Ich bin kein Hirsch! Komme halt, was kommen muss! Nein, ich fürchte mich nicht! Ich habe keine Angst! Ich wehre mich nicht! Ich füge mich! Ich lass los! Ich lass es sein, lass alles sein! Gelassen sein.

Selbst den kurzen Halt auf dem Rastplatz mit der Aufschrift „Teufelsschwänzle" empfand ich nur noch als zynische Zugabe, die meiner gleichmütigen Stimmung nun nichts mehr anhaben konnte, und Dorothea fuhr verrichteter Dinge wieder los. Ich schaute ins Blaue, das zwischenzeitlich schwarz geworden war. Bald erblickte ich die ersten Sterne über einer der wenigen

Lichtungen, die der Schwarzwald dem Sternenfreund bietet. Wie winzige Hoffnungsfunken leuchteten sie auf. Meine Augenlider verloren ihre Schwere, öffneten sich, so weit sie konnten, und die Seele jauchzte erbärmlich wie meine Stimme, liess aber erkennen, dass sie noch vorhanden war.

Dann beleuchteten die Scheinwerfer das Schild „Dreisamtal". Die Bedeutung war mir sofort klar. Dreisam, wie wir hier im Auto: Dorothea, ich und der Krebs. Der Krebs, dieser Schwarzfahrer, dieser blinde Passagier, der sich mir anhängte, der wohl nicht mehr von mir lassen wollte und mit dem ich nun auf dem Rücksitz liegend nach Hause fuhr. Die vielen Kurven brachten nicht nur unser Gefährt in immer andere Richtungen, sondern auch meine Gedanken. Haderte ich in der einen Kurve mit dem ungerechten Schicksal, empfand ich in der nächsten Dankbarkeit für das gelebte Leben, um in der darauf folgenden wieder über die Unpässlichkeit des frühen Todes zu lamentieren.

So kurvten und schaukelten meine Emotionen entsprechend den Bewegungen des Autos, gaben den Gedanken ihre Richtungen und die Fliehkraft beschleunigte die Tretmühle in meinem Kopf. Wie gerne hätte ich diese sich selbst generierenden Eskapaden im Kopf abgeschaltet und weiter Kieferspitzen gezählt, doch es war finstere Nacht.

Die Trübsal wich erst von mir, als Dorothea im Donautal bei Geisingen die Bodenseeautobahn erreichte und endlich wieder bergauf fuhr. Nun setzten auch die

Gedanken zu einem erneuten Flug an. Sie ermunterten mich, mich nicht weiter zu wehren, nicht weiter zu kämpfen und zu leiden. Ich würde mich tapfer dem Unvermeidlichen hingeben und befreit von allen Verpflichtungen wie eine Schwalbe davon schweben. Und für einen kurzen Moment schwebte ich davon, nicht so aufgeregt wie eine Schwalbe, eher unbewegt wie ein Milan drehte ich meine Kreise im Nachthimmel und aus den düsteren Gedanken wurden süße Schwarzwalderinnerungen: Erinnerungen an die romantischen Erlebnisse in Hinterzarten, in Freudenstadt und Bad Liebenzell, denen wir einst aufgrund ihrer reizvollen Namen unsere Ehre erwiesen hatten. Dabei überkam mich wieder große Dankbarkeit. Das Leben hatte mir so viel geboten und selbst der Schwarzwald hatte uns zu Zärtlichkeit, Freude und Liebe verleitet. Oh ja, lasst mich gehen! Merci, es war wunderschön!

Bald hatten wir die Hegauhöhe erreicht. Bei Tag hätte mich der weite Rundblick auf die Vulkane, den Bodensee und die Alpen am Horizont erfreut. Nun aber spürte ich beklommen, wie sich das Auto wieder vornüber neigte und abwärts fuhr, und mit ihm kippte auch meine kurze Hochstimmung zurück in Trauer und Kummer. Ich beklagte den bevorstehenden Verlust von Dorothea, Anna und Peedy, von Jojo, dem Schwiegersohn, und Jona, dem Enkel, und ich gedachte der liebsten Freunde, der Nachbarn und meiner fünf älteren Geschwister. Wie kann es sein, dass ich als jüngstes Kind als Erster gehen muss?

Erst als wir unten in Engen, am Fuße der Vulkane angekommen waren, klarte sich meine Stimmung wieder auf und ich fragte mich wieder: Warum soll ich mich auf einen aussichtslosen Kampf gegen den Tod einlassen? Ich war nie ein Kämpfer gewesen, nie Soldat, und habe mein Leben ausgesprochen lustvoll und friedfertig verbracht. Fast 58 Jahre sind doch ein langes Leben, länger als Janis Joplin und Jimi Hendrix zusammen. Verlangt nicht der Anstand von mir, dass ich mich dankbar, würdevoll und mit Stil verabschiede? Meine Lieben sollen mich in ungetrübter Erinnerung behalten! Mein letzter Auftritt auf der Komödienbühne des Lebens soll für meine Nächsten auf keinen Fall zu einem traurigen Erlebnis oder gar einem Drama werden, das sie lebenslang in schlechter Erinnerung behalten würden. Ein heiterer Abgang ist ein ehrenwertes Ziel!

Bei Stockach verliessen wir wieder die Autobahn und über Winterspüren und Mahlspüren kurvten wir unserem Haus entgegen. Es fällt mir schwer mich an das letzte viertelstündige Lamento – so lange dauerte diese Strecke – zu erinnern. Es war ungewohnt schmerzvoll und ich versuche die akribisch ausgegrabenen Relikte meiner Erinnerung in wenigen Sätzen zu fassen. Meine Anklage an das Schicksal oder an Gott oder jede andere verantwortliche und für mich zuständige Behörde hätte etwa so lauten können: „Ein viel zu früher Zeitpunkt für den Tod! Er passt im Moment nicht in mein Programm! Meine Neugier und mein Interesse an den individuellen Dramen und Komödien meiner

Familienangehörigen und Freunde, meine Projekte und Aufgaben lassen ein Ende zum heutigen Zeitpunkt nicht zu. Warum gerade jetzt, wo es auch endlich beruflich leichter wird, wo die Früchte meiner langjährigen Rackerei reifen und ich die späte Anerkennung meiner Arbeit geniessen kann? Das Leben ist ungerecht, daran habe ich mich gewöhnt, aber muss der Tod nicht anders sein? Oder hängen die womöglich zusammen? Was für ein fatales Gespann!"

In dieser Stimmung, die sich auch im letzten und steilsten Anstieg dieser Reise, von Seelfingen zu unserem Haus in Heggelbach, nicht wieder hob und meiner Seele keinen Frieden schenkte, kletterte ich umständlich und mit schmerzenden Gliedern aus dem Auto. Dorothea stützte und führte mich so gut es ging und ich wackelte auf steifen Beinen den beschwerlichen Naturweg hinunter zu unserem Haus. Hier konnte ich wieder aufatmen und war glücklich, dass ich dann doch noch sieben schöne Worte stammeln konnte:

„Vielen Dank, grosser Schatz, ich liebe Dich!"

Welches Krankenhaus wagt den Eingriff?

Wenige Tage, nachdem mir in der Universitätsklinik Freiburg das Karzinom aus dem Nasenraum entfernt worden war und man mich mit einem fingergrossen Geschwür im Gehirn entlassen hatte, konnte ich auf dem linken Ohr nur noch schlecht hören. Das linke

Auge liess sich nur mit Mühe und weitere zwei Tage später nur noch mithilfe eines Fingers öffnen und schliessen. Es war abzusehen, dass sich diese Organe in wenigen Tagen für immer verabschieden würden, wenn der Krebs im Hirn ungehindert weiterwucherte und die Trigeminusnerven schädigte. Es gab keine Zeit zu verlieren. Meine Familie startete die Expresssuche auf Hochtouren, denn es war uns klar, dass die regionalen Krankenhäuser in unserer Nähe höchstens palliative Aufgaben übernehmen würden. In der Lage, diesen Krebs zu therapieren, waren sie nicht. Die kürzeste Frist für den Beginn einer Behandlung oder Sterbehilfe bot mir das Universitätsspital in Konstanz an. Die Wartezeit lag hier bei 6 Wochen, 4 Wochen für Privatpatienten. Die einzige Möglichkeit, um nicht schon vor Therapiebeginn blind, blöd oder bestattet zu werden, bestand für mich darin, das Glück in der Schweiz zu suchen.

Nach Anfragen meines Hausarztes und meiner Familienangehörigen an verschiedene Krankenhäuser wurden mir unverzüglich Termine im Kantonsspital St. Gallen und im Stadtspital Triemli in Zürich angeboten. Ganz in der Nähe vom Triemli wohnte meine jüngste Schwester. Sie bot an, mir bei allen unvorhersehbaren Schwierigkeiten beizustehen. Auch die Bahnverbindung nach Zürich war schneller als die Schiffsverbindung über den Bodensee oder die Bahnfahrt um den Bodensee herum. So entschieden wir uns für das Krankenhaus in Zürich.

Strahlen- und Chemotherapie

Schon nach zwei Tagen wurde ich zu einem Termin an das Zürcher Stadtspital Triemli bestellt. Die onkologische Untersuchung und ein weiterer CT-Scan bestätigten den Befund der Universitätsklinik in Freiburg wie auch die Unmöglichkeit eines operativen Eingriffs. Aufgrund des schnellen Wachstums des Karzinoms und der akuten Gefährdung wichtiger Sinnesorgane sei jedoch höchste Eile geboten.

Meine einzige Chance sah der deutsche Arzt und Onkologe Dr. Dieter Ross in einer kombinierten Strahlen- und Chemotherapie, bei allen Risiken, auf die schon die Freiburger Ärzte hingewiesen hatten. Es sei in meinem Fall extrem heikel dieses Karzinom im Gehirn zu bestrahlen, ohne die benachbarten Nerven und Organe zu schädigen. Abweichungen von 1-2 Millimetern würden zu bleibenden Schäden führen. Alleine schon die Positionierung meines Kopfes in der Röhre, die Genauigkeit der fotografisch-radiologischen Darstellung des Tumors, die Bestrahlung und ihre Streuverluste würden eine geringfügige Abweichung von 1-2 Millimetern beanspruchen. Weil dann auch noch meine Bewegungen und unvorhersehbaren Beeinträchtigungen hinzukämen, müsste ich bei einer geschätzten Wahrscheinlichkeit von 50 Prozent mit Folgeschäden rechnen: mit Schwerhörigkeit, Sehverlust, Taubheit oder noch Schlimmerem. Andere Therapiemöglichkeiten stünden keine zur Verfügung.

Der Zeitdruck liess mir keine Wahl. Ich musste mich diesem medizinischen Abenteuer hingeben. Gefahren hin oder her, ich war glücklich ein Krankenhaus und einen Arzt gefunden zu haben, die sich meiner annahmen und diese Behandlung riskierten. Glücklich, weil durch die bevorstehende Therapie wieder die Hoffnung in mir wuchs, dass ich den Krebs doch noch unbeschadet überleben könnte, und lag die Wahrscheinlichkeit auch nur bei 50 Prozent – für den entscheidenden Funken Hoffnung war es genug.

Innerhalb von drei Tagen erstellte das Team um Dr. Dieter Ross anhand der radiofotografischen Bestandsaufnahme ein dreidimensionales Computermodell des Karzinoms und seiner genauen Position in meinem Gehirn. Zeitgleich schufen die medizinischen Bildgestalter eine Maske, in der mein Kopf fixiert werden konnte. Die gleichbleibende Haltung des Kopfes sollte sicherstellen, dass die radioaktiven Strahlen alleine das Krebsgeschwür trafen und dieses zerstörten, nicht aber die anliegenden Nervenstränge des Trigeminus, die zu Mund, Augen und Ohren führen.

Dem Startschuss zum Strahlenmarathon stand nichts mehr im Wege: 42 Röhrenaufenthalte, 67,8 Gy Gammastrahlung, 7 Wochen lang, jeden Tag, ausser sonntags. An den Donnerstagen zusätzlich 2 Stunden Chemotherapie. Täglich sechs Stunden unterwegs sein, jeden Morgen um 10:00 Uhr mit Dorothea oder meinem Freund Rainer im Auto nach Singen fahren, um 10:50 Uhr den Direktzug nach Zürich nehmen, um 12:05 Uhr am Hauptbahnhof ankommen, um 12:20 Uhr weiter mit der Üetlibergbahn zum Kantonsspital Triemli, um 12:55 Uhr Anmeldung im strahlensicheren Untergeschoss, Waage, Umkleidekabine, Schiebebahre, Kopfmaske, um 13:05 Uhr Einfahrt in die Röhre; 25 Minuten lang regungslos ausharren unter Strahlenbeschuss.

Um 13:30 Uhr die Röhre verlassen, Kräfte sammeln in der Cafeteria, 14:05 Uhr Üetlibergbahn, 14:30 Uhr Hauptbahnhof Zürich, 15:30 Uhr Bahnhof Singen, dort abgeholt werden, 16:00 Uhr Ankunft zu Hause.

In den gesamten sieben Wochen sollte der strenge Ablauf nur zweimal durcheinander geraten, nicht etwa weil mich die Deutsche oder die Schweizer Bahn im Stich liessen, sondern weil mich meine Launen und besondere Umstände zu kapriziösen Ausflügen verführten.

Erste Strahlenwoche

Auf dem Weg zur ersten Bestrahlung plagten mich unentwegt Fragen und Ängste angesichts der Gefahren dieses medizinischen Unterfangens. Wie sollte ich es schaffen, den Kopf keinen winzigen Millimeter zu bewegen, nicht zu niessen, nicht zu zittern und so vorsichtig zu atmen, dass mein Körper regungslos blieb? Woran sollte ich dabei denken? Worauf mich konzentrieren? Mir schauderte ob der 50 Prozent Wahrscheinlichkeit der Heilungschancen und der ebenso wahrscheinlichen Kollateralschäden. Ich fragte mich, ob das 3-D-Computerbild meines Gehirns das Geschwür als Zielobjekt der Gammastrahlen präzise genug erfasst hatte. Konnten die fotografischen Kontrollbilder, die vor dem Strahlenbeschuss mit dem 3-D-Bild abgeglichen werden, den Schutz der angrenzenden Nerven und Organe gewährleisten? Arbeiteten der deutsche Arzt und die holländische Helferin gewissenhaft genug?

An mir soll es auf keinen Fall liegen! Ich werde nicht die kleinste körperliche Regung zulassen. Ich werde alles unterdrücken, ich werde in der Röhre liegen wie ein Stein. Dafür werde ich mit meinem Körper ringen, ihn überlisten, ihm nicht die kleinste Bewegung gestatten!

Ich vertraue auf die nie zuvor geprobte Kontrolle über meine Regungen und Erregungen. Mit einer selbstverschuldeten Bewegung die medizinischen Anstrengungen zunichte zu machen, wäre ein unverzeihlicher Lapsus!

Mit diesen Vorsätzen begab ich mich in den Behandlungsraum. Unterstützt von der Assistentin legte ich mich der Markierung entsprechend auf die Schiebebahre und bettete den Kopf auf ein wohlgeformtes, ihm exakt angepasstes Polster. Dann befestigte die Assistentin die für mich angefertigte Gesichtsmaske, fuhr mich kopfvoran in die Röhre hinein und verliess den Raum. Nun übernahm der behandelnde Arzt Dr. Ross. Von seinem strahlengeschützten Kontrollraum aus begann er die dreidimensional erfassten Bilder des Karzinoms mit der Position in der Liege abzugleichen und tätigte millimetergenaue Korrekturen. Erst als die Position des Karzinoms mit dem Bestrahlungsplan genau übereinstimmte, erklang ein Summton und der Strahlenbeschuss begann. Die tödlichen Strahlen sollten nun durch den Kiefer, den Mund- und den Nasenraum zielgenau und ausschliesslich auf das Karzinom treffen. Während der ersten schier endlosen 25 Minuten Behandlung, kreisten meine Gedanken unentwegt um die verheerenden Folgen einer unkontrollierten Bewegung.

Als endlich der Summton zum zweiten Mal ertönte und ich wieder aus der Röhre gefahren wurde, fühlte ich mich wie erlöst. Ich war zufrieden mit meinem ersten

Röhrenaufenthalt und überrascht über meine ungeahnte Fähigkeit, so lange in völliger Bewegungslosigkeit zu verharren.

Beschwerlicher als die Kontrolle über den Körper erschien mir die Kontrolle der Gedanken. Ich bemerkte, dass die ständige Konzentration auf meinen Atem mich in einen anhaltenden Zustand der Angst versetzt hatte. Ich fürchtete, mich irgendwann eines Husten-, Niess- oder Juckreizes nicht erwehren zu können. Es war eine Angst, die mich unsicher machte, mich verkrampfen und erstarren liess. Diese Angststarre kam zwar meiner reglosen Haltung während der Bestrahlung zugute, aber ich traute ihr nicht. Angst war eine gefährliche Begleiterin bei den 41 noch vor mir liegenden Bestrahlungen. Ich musste sie loswerden. Ich nahm mir vor, beim nächsten Mal meine Gedanken von der Atmung wegzulenken und mich auf eine spannende Geschichte zu konzentrieren, um nicht zu scheitern, zu erblinden, den Gehörsinn zu verlieren, zu verstummen, zu verblöden oder sterben zu müssen.

Auf der Fahrt zurück und auch am Abend wollte mir keine passende Geschichte einfallen, die mich eine knappe halbe Stunde hätte ablenken können. Ich war müde und trotz der Hoffnung, die mir die gefährliche Therapie schenkte, übermannten mich wieder die Gedanken an das Allerschlimmste.

Erst am nächsten Morgen auf der Fahrt nach Zürich erinnerte ich mich an die Begegnung mit Hassan Fathy. Von allen Menschen und Architekten, denen ich in meinem Leben begegnet war, hatte mich seine Persönlichkeit am tiefsten beeindruckt und den stärksten Einfluss auf meine berufliche Laufbahn ausgeübt. Also nahm ich mir vor, mich in der Röhre auf ihn zu konzentrieren. Wie einen Dokumentarfilm wollte ich die schöne Erinnerung an unsere Begegnung in meinem Kopf ablaufen lassen – als Ablenkung von der Angst und als Hilfsmittel für die überlebenswichtige absolute Bewegungslosigkeit.

Hassan Fathy – der Weise

Sobald ich richtig positioniert in meiner Maske in der Röhre lag, schloss ich meine Augen und schaltete den Erinnerungsfilm in meinem Kopf ein. In Gedanken schritt ich den Weg zur Wohnung von Hassan Fathy ab, durch viele enge und laute Gassen voller Händler, Eselskarren und Kinder, in der mittelalterlichen Medina von Kairo. Hala Omar, eine junge ägyptische Kollegin, begleitete mich und stand mir als Übersetzerin zur Seite, sollte Hassans Französisch oder Englisch mal nicht ausreichen und er lieber Arabisch sprechen wollen. Am zuvor verabredeten Treffpunkt in einem Innenhof empfing uns der 81-jährige, hochgewachsene, gut aussehende, sympathische, schlanke Mann mit auffallend edlen und freundlichen Gebärden. Nicht nur seine Kleidung und seine Gesten wirkten vornehm, auch die französische Begrüssung, die er an uns richtete: „Enchantez Madame et Monsieur! Suivez-moi s`ils vous plaît, mes chères.". Wir folgten ihm bei 40 Grad C ohne Verschnaufpause hinauf über eine historische Wendeltreppe in seine Altstadtwohnung im 4. Stock. Öfters blickte er sich um, ob wir ihm noch folgen konnten. Während seine Haushälterin Tee zubereitete und er sich im Nebenzimmer eine Djellaba überzog, liessen wir unsere neugierigen Blicke schweifen.

Von dem Stuhl aus, den mir der Meister angeboten hatte, lenkte die Maschrabiyya – ein Gitter aus feinen, in geometrischen Mustern angeordneten Holzstäbchen – meinen Blick über 1001 Dächer der Altstadt auf die vielen Minaretts und Kuppeln der nahe gelegenen Moscheen von Sultan Hassan und El-Rifai. Links davon lag auf einer Anhöhe die Zitadelle mit der Moschee von Mohammed Ali. Ein unvergesslicher Ausblick auf die historischen Bauwerke von Kairo, umspült von einem grenzenlos scheinenden Meer aus Häusern und Innenhöfen, Flachdächern voller Wäscheleinen und Antennen, mit Hühnern und Ziegen belebten Dachterrassen, Mauerresten und Ruinen. Eine Vielfalt, die die Augen nicht ruhen liess und beim Rückzug ins Innere der Wohnung in einer ähnlich unüberschaubaren Fülle ihre Entsprechung fand. An den Wänden seitlich der grossen mit Maschrabiyya verkleideten Fenster hingen einige kunstvolle, mit Kamelen, Kühen, Trauben und Zypressen verzierte Architekturzeichnungen, die ich zum Teil aus Veröffentlichungen in Fachzeitschriften und aus den Büchern des Meisters wiedererkannte. Darunter, auf antiken Holzkommoden, auf Tischen und Schränken, in Vitrinen, die sowohl aus französischen Königshäusern als auch von Königen aus Bagdad aus der Zeit von Harun al-Raschid hätten stammen können, sammelten sich Hunderte von Kleinodien aus der weiten Alten Welt. Ibis und Anubis aus Bronze und Marmor, die sich auch auf den handgeknüpften Teppichen wiederfanden, zaubervolle, schlanke Katzen mit spitzen Gesichtern. Dazu unzählige wirkliche Katzen, die wie vom Meister persönlich inszeniert an ausgewählten Plätzen auf den Teppichen und Podesten dösten, mit ebensolchen altägyptischen Spitzgesichtern. Aber weitaus beeindruckender noch als der Ausblick auf die historische Altstadt von Kairo, die Kunstwerke in seiner musealen Wohnung und die in Szene gesetzten spitzköpfigen Katzen, waren die Worte und Gedanken des alten, weisen Architekten.

Ohne unsere vorbereiteten Fragen abzuwarten, begann er über die essenziellen Grundlagen des Bauens zu referieren, wohl wissend, dass wir jungen Architekten an den Hochschulen nicht viel davon mitbekommen hatten. Er sprach von der Beseeltheit der Baumaterialien, beseelt durch die Energie und die Liebe, die durch die menschliche Bearbeitung und Berührung in das Material investiert worden waren: in Stein, Holz oder Lehm, auch in Stahl und Eisen. Er warnte uns vor unbeseelten Materialien, die ausschliesslich von Maschinen bearbeitet werden, vor allem vor Kunststoffen und vor

Aluminium. Die Produktion, die Verarbeitung und der Gebrauch dieser Materialien schadeten dem Mensch und machten die Nutzer, ganz besonders die Kinder, krank. Wichtig war ihm auch die Unterscheidung von Materialien, die sich an der Oberfläche, auf „der Haut der Erde" vorfinden und darum dem Menschen nahe und vertraut sind, und den Stoffen, die fernab vom Menschen aus der Tiefe geborgen werden, wie Öl und Gas und die aus ihnen geschaffenen Verbindungen.

Er sprach von der Wichtigkeit, die Nutzer am Bauen zu beteiligen. Beteiligung, als ein Angebot zur Entfaltung der Kreativität und zum Aufbau gemeinschaftsbildender, sozialer Strukturen. Dieses partizipative Bauen bilde die Grundlage zur Entwicklung aller menschlichen Gemeinschaften und zeitige seine erhabensten Blüten in den Bauhütten der morgen- und abendländischen, der asiatischen und aller indigenen Kulturen seit Menschengedenken, seit den Sumerern und den Ägyptern, ob sie nun mit Schilf oder Stein gebaut hatten. Beim Bau der Wohnhäuser und der Städte, der Moscheen und Kathedralen, der Tempel und Pagoden. Immer bilde das partizipative Bauen die Grundlage der Gemeinschaftsbildung und diene zur Erbauung jedes Einzelnen und der Gemeinschaft. Auf meine Frage nach den ästhetischen Grundlagen der Architektur, erklärte er uns zum Abschluss seiner Belehrungen die Prinzipien der Schönheit:

Das Schöne ist die Folge der Universalgesetze, mit denen Gott die Natur geschaffen hat. Diese göttlichen

Gestaltungsgesetze manifestieren sich in allen Erscheinungen, im Mikro- und Makrokosmos, in der gesamten vielfältigen Formenwelt, der Tiere und der Pflanzen, aber auch in allen Naturerscheinungen, in den Wüsten, in den Bergen, im Regenbogen, im Kräuseln des Wassers, in den Wellenbewegungen und in den Weiten der Meere und des gesamten Universums. Alle natürlichen Erscheinungen sind ohne Ausnahme von umfassender Schönheit. Die Schönheit ist darum eine göttliche Offenbarung – die Offenbarung von Gottes Liebe. Die Einheit von Liebe und Schönheit durchdringt die ganze Schöpfung und bildet die Grundlage der natürlichen Gestaltungs- und Formbildungsgesetze. Der kreativ schaffende Mensch, allen voran der Architekt, ist aufgefordert, diese natürlichen Gestaltungsgesetze zu erkennen und seine Werke in Einklang mit der Natur, der Schönheit und der Liebe zu errichten. Ohne Liebe, keine Schönheit – ohne Schönheit, keine Liebe. Im Gegensatz zu dieser Ästhetik, entsteht Hässlichkeit überall dort, wo der Mensch die natürlichen und göttlichen Gesetze missachtet oder missversteht und lieblos, beliebig, meist vorrangig nach persönlichen, egoistischen oder wirtschaftlichen Gesichtspunkten gestaltet.

Das Signal teilte mir das Bestrahlungsende mit und ich musste mich, früher als mir lieb war, von den Gedanken und den Erinnerungen an diesen charismatischen Architekten, von seinem Geist, seiner Spiritualität und seiner Liebe zum Menschen und zur Natur, von seiner museal anmutenden Altstadtwohnung, den bezaubernden Katzen und frühägyptischen Statuen verabschieden.

Während ich auf meiner Bahre aus der Röhre fuhr, wurde mir klar, dass ich noch viel länger in vollkommener Ruhe hätte dort liegen können, denn meine beglückenden Erinnerungen hatten die Angst vor unkontrollierten Bewegungen und vagabundierenden Strahlen vertrieben. Auch mein Atem war, ohne dass ich mich auf ihn konzentriert hatte, nicht aus der Ruhe gekommen. Die Erinnerungen an die breit gestreifte, silber-weisse Djellaba, die Hassan Fathys persönliche Aura noch untermalte, an die leuchtenden Augen meiner ägyptischen Kollegin beim Lauschen seiner Belehrungen, an die durch das Gitternetz der Maschrabiyya ins Zimmer dringenden Sonnenfächer, verwandelten meinen Aufenthalt in der engen Röhre in ein besinnliches Erlebnis und erweckten in mir ein inneres Strahlen, das sich mit den auf mich eindringenden Gamma-Strahlen verband. Ich hatte einen Weg gefunden, den Aufenthalt in der Röhre erträglich zu gestalten und in aller Ruhe zu überstehen. Ich nahm mir vor, in den kommenden Tagen weitere Filme aus dem Archiv in meinem Kopf auszuwählen und mir in der Röhre vorzuspielen.

Im Zug auf dem Weg zurück nach Hause kramte ich in meinem Gedächtnis nach Geschichten. Sollte ich mir morgen einen Film über das schönste Liebeserlebnis, den schönsten Tag mit Dorothea, vor Augen führen oder mich auf den grössten beruflichen Erfolg, das verwegenste Abenteuer oder auf eine unvergessliche Reise konzentrieren? Alle diese Möglichkeiten standen mir offen und sicherlich würde ich mich eines Bestrahlungstages auf sie besinnen. Doch aufgrund der Ruhe, die die Erinnerung an Hassan Fathy in mir bewirkt hatte, schien es mir sinnvoll, mich auch morgen wieder auf eine unvergessliche und beeindruckende Persönlichkeit zu konzentrieren.

Kurz bevor der Zug Schaffhausen erreichte, kam mir Hugo Kükelhaus in den Sinn. Hugo Kükelhaus, nur wenige Tage älter als Hassan Fathy, war 83 Jahre alt, als ich ihm im letzten Jahr seines Lebens begegnete. Nur zwei Jahre nach meinem Besuch bei Hassan Fathy war ich zusammen mit drei weiteren Architekten bei Hugo Kükelhaus in Soest zu Gast.

Ich kannte sein Buch „Urzahl und Gebärde", sonst hatte ich bis dahin wenig über ihn gewusst. Der Grund des Besuchs bestand darin, ein Wochenende auszuhandeln, das wir mit ihm zusammen und etwa 20 Seminarteilnehmern im Teutoburger Wald verbringen wollten. Dort würden wir essbare Beeren und Pilze, Wildsalate und Wurzeln sammeln und zubereiten, Quellwasser trinken und gestärkt davon am Lagerfeuer sitzen. Er würde dann über alles ihm Wichtige referieren und mit uns über Gott und die Bauwelt diskutieren. Mein Beitrag sah vor, den Beteiligten bei der Errichtung einfacher gedeckter Nachtlager zu helfen, die alleine aus verfügbaren Naturmaterialien wie Ästen,

Ruten, Gräsern und Moosen gefertigt werden sollten. Ein ganzheitliches und archaisches Naturerlebnis für Hand, Herz und Verstand.

Ich musste diesen Röhrenfilm nicht rein aus Erinnerungsrelikten zusammensetzen, denn ich besass noch ein Federkielprotokoll, das damals jeder Beteiligte auf ausdrücklichen Wunsch von Hugo Kükelhaus erstellt hatte. Ich nahm mir vor, am Abend eine Vorauswahl der bedeutsamsten Aufzeichnungen zu treffen, damit die Erinnerungen daran mir wieder zu einem ruhigen und bewegungsfreien Erlebnis verhalfen, zu einer ebenso erfolgreichen Strahlensession wie heute.

Zuhause angekommen erzählte ich Dorothea von meiner erfolgreichen Ruhe in der Röhre, dank meiner Erinnerungen an Hassan Fathy. Sie bestärkte meinen Entschluss, in dieser Weise fortzufahren und während der morgigen Bestrahlung den Film von Hugo Kükelhaus auf meinen inneren Bildschirm zu projizieren. Den Abend nutzten wir dazu, endlich einmal wieder in dem seit über 20 Jahren in einer Schublade schlummernden Federkielprotokoll zu lesen.

Hugo Kükelhaus – der Lehrreiche

Wie an den vergangenen Tagen in dieser letzten Augustwoche, die ich als Strahlenpendler nach Zürich fuhr, schien auch heute wieder die Sonne. Nicht ein einziges winziges Wölkchen trübte den blauen Himmel und der Säntis strahlte in seiner stoischen Ruhe, die auch meine heutige Bestrahlung begleiten sollte.

Kaum in der Röhre, schloss ich meine Augen und lenkte meine Gedanken auf die Begegnung mit Hugo Kükelhaus, so wie sie sich mir in meinen Aufzeichnungen und Erinnerungen darstellte:

Bei meiner Ankunft in seinem historischen Fachwerkhaus in Soest erlebte ich die erste Überraschung. Als kleines Gastgeschenk hatte ich ihm, weiss Gott warum, von einem Strassenhändler in Kairo ein kleines Schiffchen mitgebracht, das aus rezyklierten Blechdosen gefertigt war. Mittels einer Ölflamme ließ sich darin ein dünnes Röhrchen erhitzen. Durch das hindurchfließende heiße Wasser konnte sich das Schiffchen wie ein veritables Miniaturmotorboot laut tuckernd auf dem Wasser fortbewegen. Das Schiffchen steckte in einer festen Kartonschachtel und war zudem noch in Geschenkpapier gepackt. Hugo Kükelhaus nahm das Päckchen, ohne es zu öffnen oder zu schütteln, entgegen und stellte es auf die Kommode neben sich. Dann erklärte er mir, dass er sich vor wenigen Tagen an ein Dampfschiffchen erinnert habe, mit dem er als Jugendlicher gerne gespielt hatte, und er sich wünsche, so ein Schiffchen seinem Enkel zu schenken. Nun war es da! Er schien kein bisschen überrascht darüber zu sein, als wäre diese glückliche Fügung das Selbstverständlichste der Welt. Wie konnte er so sicher sein, dass in dem verpackten Schächtelchen genau so ein Schiffchen steckte? Wusste er, dass sein Wunsch

40

in Erfüllung gehen würde? Kein weiteres Wort, kein unnötiges Dankeschön, denn ich war ja nur der Überbringer des Schiffchens, den Dank würde sein Enkel entrichten.

Danach führte er uns durch sein 400 Jahre altes, prächtig erhaltenes Fachwerkhaus aus dunklen, fast schwarzen Pfosten und Deckenbalken. Die Wände waren behängt mit Bildern, Drucken und Fotografien und vollgestellt mit Tausenden von Büchern, dazwischen Vitrinen, in denen wie in einem naturkundlichen Museum Schätze lagerten, die er auf vielen Reisen in der weiten Welt gesammelt hatte: Statuen und Figuren, Buddhaköpfe und andere buddhistische und hinduistische Figuren und Götter. Aber auch Meteoriten und Steine, Edelsteine und Versteinerungen, Schmuckstücke und schamanische Masken, Tücher und Seidenteppiche aus dem Orient und Asien, Ouds aus Persien, Flöten aus der Mongolei, Bambusorgeln aus China und Gongs aus dem Tibet.

Nach einer kurzen Schilderung seiner vielseitigen Studien und Reisen, der wissenschaftlichen, künstlerischen und sozialen Aktivitäten, gefolgt von einigen lustvoll abgefeuerten Geistesblitzen aus dem Fundus seines allgegenwärtigen Wissens wie: „Kenntnis erschlägt die Erkenntnis", „Erkenntnis entsteht nur durch Erfahrung" und „jede Erfahrung ist sinnlich", wurde mir schnell klar, dass es sich bei Hugo Kükelhaus um einen Wanderer durch die Kulturen handelte, einen Meister in vielen Disziplinen, einen wissenschaftlichen

Zehnkämpfer und „Spezialisten im Nicht-Spezialisiert-Sein" – kurzum: eines der letzten Universalgenies.

Dann schilderte er, wie er durch die Arbeit mit geistig Behinderten die „normalen" Menschen besser verstehen lernte und erkannt habe, dass wir alle in unseren sinnlichen Wahrnehmungs- und Entfaltungsmöglichkeiten beschränkt und mehr oder weniger geistig behindert seien.

Über die Bedeutung der Sinne wollte er am beabsichtigten Wochenende ausführlicher berichten. Er mochte die Idee, einen Abend im Sommer, mit uns und vielen Architekten mehr, im Wald, am Feuer, unterm offenen Sternenhimmel zu verbringen und über Sinneserfahrungen zu sprechen; über die grundlegende Bedeutung der Sinne für unser Leben und Erkennen.

Drei Monate später wurde das Wochenende Wirklichkeit. Zwanzig Teilnehmer kamen dazu in den Teutoburger Wald gereist. Es regnete ohne Unterlass. Wir mussten auf die Notlösung ausweichen und verbrachten das Wochenende in einer Waldpension, assen industriell gefertigte Pizzen anstelle der selbstgepflückten Beeren, Pilze, Wurzeln und Kräuter, tranken Wein statt Quellwasser und ersetzten das flackernde Licht des Lagerfeuers und der Sterne durch Neonlampen. Weiche Betten entbanden mich auch meiner Aufgabe, den Kollegen bei dem Versuch beizustehen, es sich auf trockenen Ästen und Blättern unter einem Dach aus Ruten, Schilfgräsern und Moos gemütlich zu machen. Doch der Abend mit Hugo Kükelhaus im Seminarraum der Pension liess uns alle romantischen Träume von einer Nacht in der freien Natur vergessen.

Der 83-Jährige erschien in Begleitung seines Sohnes. Er setzte sich auf den vorbereiteten Platz in der Mitte der grossen Tafel und begrüsste uns mit seinem schelmischen Lächeln, das mir schon beim Besuch in Soest gefallen hatte. Damit wir seine Geistesblüten notieren konnten, standen auf seinen Wunsch hin für jeden Teilnehmer eine DIN A2 Zeichenmappe, ein Gänsekiel und ein Tintenfässchen parat. Vor uns die grossen Zeichenmappen und die ungewohnten Schreibutensilien, warteten wir gespannt auf seine Ausführungen, bereit alles Bemerkenswerte zu protokollieren.

Er begann mit der Erzählung des Midgard-Mythos:

„Da war einmal eine Schlange, die drohte das Universum zu verschlingen, aber dieses wurde von Asen bewacht und vom Grisgrim aus Pali. Das ganze All war erfüllt vom Gesang der Nachtigallen, dem Geräusch von Katzenkrallen und dem Knarren der Ichthyosaurusse. Plötzlich fühlte sich ein Ase verantwortlich und meinte: ‚Ich muss was unternehmen.' Er sagte es seinem Nachbarn weiter: ‚Wir müssen uns absichern, wir müssen eine Kette schmieden'. Sie schmiedeten also eine Kette, um die Schlange zurückzuhalten. Doch die Angst wurde nicht weniger. Sie schmiedeten bald eine zweite Kette und so weiter, bis hin zur siebten Kette. Jetzt befreite sich die Schlange, machte einen Ruck. Da war es aus". In diesem Mythos machte Kükelhaus die Existenzangst, das Sicherheitsdenken und das

Verantwortungsbewusstsein als die Auslöser der universellen Katastrophe aus.

Meine zum Teil unvergessenen, zum Teil dem Federkielprotokoll entnommenen Erinnerungen brachten ein Sammelsurium an Weisheiten ans Licht, die mich in der Röhre genauso faszinierten wie schon am Vorabend und die mir in meinem Zustand aktueller erschienen als je zuvor: „Der Mensch steht immer vor Herausforderungen. Diese sind wichtig, sie verlangen von ihm sie zu bestehen". „Leben kann sich nur entfalten, wenn es herausgefordert wird." Und nach einer weiteren Erzählung hatte er resümiert: „Der Mensch kann das Leben nur schätzen, wenn er den Tod gespürt hat, ihm nahe war."

Und jetzt, wo ich in der Röhre liege, zum ersten Mal in meinem Leben in Todesnähe, beginne ich das Leben zu schätzen! Bringt mich die Nähe zum Tod dem Wesentlichen näher? Kann mein elender körperlicher Zustand meine geistigen Kräfte wachsen lassen?

Doch ich wollte mich nicht mit Fragen ablenken, ich wollte bei dem alten Weisen und seinen Geistesblitzen bleiben: „Erst ist das Kind – dann die Zeugung!" „Ich will nichts werden! Ich will werden, was ich bin". „Ich bin alles, was ich schon geworden bin!"

Aus seiner Arbeit mit Behinderten folgerte er, dass alle Menschen mehr oder weniger beschränkt und behindert seien und dass wir uns alle unserer Beschränktheit bewusst werden sollten: „Beschränkt ist nicht wer weiss, dass er behindert ist, sondern wer glaubt, dass er nicht behindert sei." Dann wollte ein Teilnehmer wissen, ob er glaube, dass es einen Gott gäbe? Und Hugo Kükelhaus antwortete: „Einen Gott, den es gibt, gibt es nicht." „Er kann sein, ohne zu sein." Und noch vertrackter: „Gottheiten sind Wesen, die sind, weil sie nicht sind."

Der lange Abend voller Weisheiten dieses alten Mannes endete, bedingt durch das einschlägige Publikum, mit einer umfassenden Kritik an der „Unkultur" des modernen Bauens und mit einer Schelte an die Anwesenden. „Unmenschliche Architektur" hatte er sein Buch genannt, aus dem er zitierte und das mit der Forderung endete: "Architekten müssen wieder den Menschen in den Mittelpunkt ihrer Aufgabe stellen, vor wirtschaftlichen, technischen und formalen Gesichtspunkten".

Konzentriert auf diese geistreiche Begegnung überstand ich auch die erneute Strahlenattacke völlig bewegungslos. So konnte es von meiner Seite aus weitergehen. Auf der Rückfahrt fragte ich mich, welche Persönlichkeit ich mir morgen vornehmen könnte. Welche Begegnung ist in mir nach wie vor so lebendig wie die mit den beiden alten, geistreichen Männern? Leider fiel mir keine Begegnung dieser Art mehr ein. Den Dalai Lama habe ich nie getroffen und bin auch während meiner Studienzeit keinem Professor begegnet, der die akademische Vernunft weit überragt hätte – ausser dem Konstruktionsgenie Dr. Frei Otto, dessen Baukunst ich bewunderte, dem ich aber leider persönlich nicht nahe gekommen bin. Oder Buckminster-Fuller's vierstündiger Vortrag in Stuttgart über Form, Kraft und Gestalt, der mir wie eine Offenbarung erschien, sich aber für eine Erinnerungsreise in der Röhre doch als zu kompliziert herausstellen könnte. Also liess ich von diesen verehrten Grands Hommes der Baukunst ab und suchte nach anderen Inspirationen.

Erst spät in der Nacht erinnerte ich mich an ein Konzert, das ich nach wie vor als das allerschönste Konzert empfinde, das ich je miterlebt habe, und das mich ebenso beeindruckt hat wie die zwei weisen Alten. Bis in die feinsten Details hat es sich fest in mein Gedächtnis eingebrannt. Ich freute mich darauf, mir dieses Konzert morgen unter Strahlenbeschuss wieder in allen Einzelheiten ins Gedächtnis zu rufen.

Nusrat Fateh Ali Khan – der Entführer

Es geschah in Antwerpen-Boechout am SFINKS-Festival 1993, zum 10-jährigen Jubiläum des ältesten Weltmusikfestivals in Europa. Zusammen mit Dorothea, Anna und Peedy besuchte ich das Konzert des legendären Nusrat Fateh Ali Khan, Qawwalisänger aus Pakistan. Aus dem Programmheft erfuhr ich, dass es sich beim „Qawwali" um die religiöse Musik der Sufis handelte, bei der die Sänger, Instrumentalisten und Perkussionisten versuchen, durch Gesang und Rhythmus sich selbst und die Zuhörer in den Zustand der Ekstase zu versetzen: „Musik als Mittel zur Entführung in höhere Welten".

Es war ein Freiluftkonzert und wir sassen mitten in der Menge von etwa 10.000 Zuschauern. Während wir auf den Konzertbeginn warteten, beobachten wir, wie auf der grossen Bühne Stühle im Halbkreis um die am Boden ausgebreiteten Teppiche und Kissen und davor Mikrofone aufgestellt wurden. Vor den Musikern betraten mehrere vornehm gekleidete Herrschaften die Bühne. Es war leicht zu erraten, dass es sich bei ihnen um Konsulatsangehörige und deren Familien aus Pakistan handeln musste. Erst als diese „special guests" auf den Stühlen und Sesseln Platz genommen hatten, konnte das Konzert beginnen.

Ein paar einzelne Perkussionisten setzten sich im Schneidersitz auf die Teppiche und begannen leise, in gemächlichem Rhythmus, ihre Trommeln mehr zu streicheln als zu schlagen. Nach und nach kamen weitere Perkussionisten dazu, die in das Spiel einstiegen und den rhythmischen Teppich weiterstrickten. Dann setzten sich Musiker mit Blas- und Saiteninstrumenten in den Halbkreis, in dem nur noch wenige Plätze in der Mitte, für Nusrath und seine Mitsänger, freiblieben. Mit den melodischen Instrumenten verstärkte und beschleunigte sich der Rhythmus. Wie Sportler, die sich vor ihren Wettkämpfen warmlaufen, spielten sich die Musiker ein. Anfangs nur mit halber Kraft und Geschwindigkeit, aber in streng regulierter Beständigkeit und einer sich beinahe unmerklich beschleunigenden Geschwindigkeit und Lautstärke, wie eine sich in Fahrt schiebende Dampflokomotive. Ebenso wie die

Musiker ihre Sitzpositionen optimierten, ihre Gewänder zurechtrückten, damit diese sie auch nirgends behinderten, machte auch ich es mir auf meinem Stuhl so bequem wie möglich und freute mich auf die bevorstehende Reise in die geheimnisvolle Welt des Qawwali.

Die Fülle des ausgebreiteten Takt-, Gesang- und Melodienreigens liess die Weite des bevorstehenden musikalischen Abenteuers erahnen. Eine Ouvertüre aus sich immer höher schraubenden 1/2, 1/4 und 1/8 Tonschritten und melodische Kapriolen, die nie verglühten, sondern nach Auf- und Abstiegen auf der arabischen Tonleiter immer wieder zu neuen Höhenflügen ansetzten; Sänger, die ihre gesanglichen Versuchsballone wie Klangraketen in den Nachthimmel schossen, wurden befeuert durch die Perkussionisten, die mit blossen Händen die Rhythmen klatschten, während ihre Trommeln und Tablas noch auf dem Boden vor ihnen ruhten und auf Nusrath und seine Mitsänger warteten.

Erst nachdem schon der grösste Teil des Publikums auf die musikalische Eisenbahn aufgesprungen und mit ihr abgefahren war, setzten sich auch ein Sitarspieler und zwei junge Sänger in den Kreis und begannen auf dem rhythmischen Teppich verschiedene melodische Gipfelstürme zu lancieren. Sitarklänge und Stimmen, um die Herzen zu erweichen und die Seelen zu berühren.

Erregt von diesem Vorspiel und voller Spannung, freute ich mich auf den musikalischen Liebesakt, der nun nicht mehr auf sich warten liess. Auch der Applaus, der Nusrath galt, als er in seinem langen, weissen Gewand in die Musikwolke trat und sich in die Mitte des Halbkreises setzte, konnte den Klangteppich nicht stören, der sich unentwegt weiterentwickelte und nur darauf wartete, sich durch die Hilfe von Nusrath noch vehementer auszubreiten.

Nusrath erinnerte an Buddha, wie er da in seiner leiblichen Fülle im Schneidersitz sass, mit dem himmlischen Lächeln, das aus seinem runden Vollmondgesicht strahlte. Lange sass er unbewegt, ruhig und heiter einfach nur da und lauschte seinen Musikern. Als er nach vielen Korrekturen in einem gemächlichen Hin und Her endlich eine störungsfreie Sitzposition gefunden hatte, begann er langsam und leise mit seinen Händen auf die Knie zu klopfen, mal mit den Innenflächen der Hände, mal mit den Handrücken, und alle Musiker um ihn herum schauten konzentriert auf seine Gesten, wohl wissend, dass er nun das Kommando übernommen hatte und dem musikalischen Liebesspiel den Weg in unvorhersehbare göttliche Welten weisen würde. Als er bald seine Stimme ins Spiel brachte, lief mir der erste leichte Schauer über den Rücken, auch wenn es erst ein zaghaftes Einsingen und Aufwärmen seiner Stimmbänder war, vokale Testläufe hinauf und hinunter auf den Sprossen der arabischen Tonleiter. Wie zuvor bei seinen Mitmusikern, verloren sich die Stimmübungen Nusraths in der Musikwolke und verwoben sich zum kosmischen Muster dieses orientalischen Klangteppichs. Die verschiedenen

Musiker schufen, räumlich und musikalisch, einen einzigen Klangkörper, der sich auf die Fahrt hinauf in die höchsten Höhen aufschwang.

Die hohe und helle Stimme Nusraths war wohl speziell zur Anrufung Gottes geschaffen worden, zum Flehen und Bitten, so voll, so laut und eindringlich tönend, dass Allah sie auch durch den wolkenverhangenen, belgischen Nachthimmel hören musste. Seine Anrufungen Allahs, sein „Allah huu ... Allah huu ... Allah huu" rief und schrie Nusrath in den Nachthimmel über dem Openair-Festival hinaus, damit Gott sich ihm und allen Anwesenden offenbare. Allen, die drehend oder trommelnd, geigend oder flötend, singend oder zuhörend mitschwangen und sich vom unentwegt vorwärts schiebenden, lokomotiven Rhythmus ergreifen liessen.

Nusraths Anrufungen verstiegen sich bald in nie gehörte akrobatische Stimmkapriolen, begleitet von der sich in Obertönen ausweitenden Sitar, den immer schneller und kräftiger werdenden Trommelschlägen und den in Halb- und Vierteltonschritten repetitiv nacheilenden Stimmen seiner zwei jungen Mitsänger, um dann in präzise abgestimmten Abstiegen wieder auf das rhythmische und melodische Grundmuster der Anrufungen zurückzukehren ... dort wieder Kraft zu schöpfen ... Luft zu holen und mit der vollsten Stimme den nächsten Aufstieg vorzubereiten. Jedes mal höher, jedes mal noch kunstvoller, akrobatischer, noch pathetischer und lauter und immer weiter hinauf in den

Nachthimmel – ins unbegrenzte Universum, wobei die Arme und Hände von Nusrath mal in wilden Gebärden, mal in zärtlichen Bewegungen und Drehungen den Mitspielern den Weg wiesen. Ein Klangrausch, ein sich stetig steigernder Liebesrausch. Während dieser weiter anschwoll und dem Höhepunkt zustrebte, setzte ein Platzregen ein. Doch alle Zuhörer, die wie wir im Regen sassen, blieben stoisch auf ihren Stühlen sitzen, ohne die Regenschirme aufzuspannen, die fast alle bei sich hatten. Augen und Ohren blieben auf die Bühne gerichtet, denn nun beschleunigten die Musiker wohl zum letzten Mal den Rhythmus, entfalteten den schönsten und akribischsten Melodienzauber, Nusrath gestikulierte mit seinen Armen und klatschte immer vehementer in seine Hände und setzte auf dieses akustische Feuerwerk erneut sein „Allah huu ... Allah huu ... Allah huu" oben drauf, in einer Tonhöhe, die für das menschliche Ohr kaum mehr hörbar war, und die Mitsänger folgten ihm leicht zeit- und tonversetzt. Dann warf Nusrath beide Arme in den Himmel und drehte die Hände wie Antennen, als versuche er die Richtung zum „Göttlichen" zu erspüren. Die Mitsänger und auch die Perkussionisten übernahmen die nicht mehr enden wollende Anrufung Allahs, um Nusrath eine kurze Pause zu gönnen. Dann setzte seine Stimme wieder ein. Noch kraftvoller als zuvor, noch schneller, noch lauter, in noch ungestümeren, unerhörten Tonhöhen. Der Sitarspieler flitzte mit seiner Hand über die Saiten und die Tablaspieler benutzten jeden einzelnen Finger, um noch rasantere Taktfolgen zu erzeugen. Der musikalische Liebesrausch erreichte seinen orgiastischen Moment, wo die Kontrolle der Musiker und der Zuhörer über Körper und Geist verloren ging. Nun sprangen selbst die wohlerzogenen Jugendlichen der Konsulatsfamilien unkontrolliert von ihren Stühlen hinter den Musikern, tanzten und drehten sich wie Derwische, genau wie der grösste Teil des Publikums. Wir mussten uns bewegen, uns schütteln und die Arme wie Nusrath in den Himmel strecken, eingeengt zwischen den Stühlen, pflutschnass ohne Gefühl für Nässe und Kälte, erhaben, enthoben, oben, ganz weit oben ... in Ekstase. Es gab sie also doch, die andere, der profanen Bodenständigkeit entrückte, höhere und göttliche Welt.

Zweite Strahlenwoche

Die konzentrierte Beschäftigung mit eindrücklichen Persönlichkeiten und wundervollen Begegnungen und Erlebnissen zog mich nicht nur während der Aufenthalte in der Röhre in ihren Bann, sondern füllte auch den Rest der Tage und Nächte.

Seit ich dem Tod so nahe war, erschienen mir die rätselhaften Begegnungen, die auf „mehr" als das Vernünftige und Rationale hinwiesen, in neuem Licht. Diese Geheimnisse ließen mich „alt aussehen" und meine akademische Intelligenz als recht beschränkt erscheinen. Es war die Angst vor dem baldigen Tod, die mich weiter nach Geheimnissen suchen liess, auch nach paranormalen Phänomenen, die ich alle nicht erklären konnte, aber die meine Hoffnung stärkten, ich könnte durch sie einem Verstehen von Tod und Sterben näherkommen, um nicht in meinem Erklärungsnotstand zu verzweifeln. Die vorausgesagte Wahrscheinlichkeit von 50 Prozent für das Gelingen oder Scheitern der Therapie spiegelte sich im Verhältnis meiner Angst und meiner Hoffnung wider.

Die Bestrahlungen wurden immer mehr zur Routine. Ich brauchte mir keine speziellen Themen mehr zu überlegen, um meine Ruhe zu wahren. Die Expeditionen ins Reich der Geheimnisse erwiesen sich als lohnenswert, sie begleiteten meine täglichen Reisen, die Bahnfahrten, den Aufenthalt in der Röhre und auch die langen, unruhigen Nächte. Trotz der intensiven Beschäftigung mit diesen Geschichten war mir klar, dass ich mir während des Strahlenbombardements keinen einzigen körperlichen Fauxpas gestatten durfte. Ich war fest entschlossen, nicht die kleinste Bewegung zuzulassen.

Mit dieser Sicherheit und Entschiedenheit in der Röhre wagte ich mich als nächstes an ein Erlebnis, mit dem ich mich vorher nicht beschäftigt hatte, weil ich von einem Verständnis zu weit entfernt war und auch nicht besonders daran interessiert gewesen war, es zu verstehen. Doch jetzt, in meinem neuen, vom Tod umgarnten Bewusstsein, weckte die Geschichte mit ihren phantastischen Wendungen mein Interesse und über mehrere Tage verbrachte ich die Bahnreisen, die Röhrenaufenthalte und Nächte in den Erinnerungen an Amma und ihre heiteren Streiche im Ashram von Kerala.

Amma Mata Amritanandamayi – die Heitere

Im Gegensatz zu mir ist Dorothea, unterstützt von ihrer Schwester Lisa, den geheimnisvollen Welten, übernatürlichen Phänomenen und spirituellen Lehren sehr zugeneigt.

54

Nur ein einziges Mal, quasi als Ausnahme von der Regel, begleitete ich Dorothea zu einem Meditationswochenende in die Berge. Ich nahm ihr zuliebe an einem buddhistischen Wochenend-Retreat mit schweigendem Verharren im Schneidersitz teil. Ich empfand dieses Sitzen auf dem Boden als ebenso qualvoll und langweilig wie früher das Knien auf den hölzernen Kirchenbänken.

Mein Widerwille gegenüber solchem Zeitvertreib war auch der Grund, warum sie eines Tages alleine nach Indien zog, um endlich ohne meinen störenden Einfluss Gurus, Satwahs und Mahatmas zu erleben und in Tempeln den vielarmigen Göttinnen, blauhäutigen Knaben, heiligen Elefanten, Rindern und Ratten zu begegnen und sich von den Geheimnissen der Welt verführen zu lassen.

Ihre Rückkehr von der ersten Indienreise war eine grosse Freude. Sie hatte gefunden, was sie lange gesucht und vermisst hatte: Ein Land und Menschen, die ihr näher waren als die eigenen Landsleute. Unterwegs mit Bahn und Bus im grossen Land fühlte sie sich wie angekommen in der wahren Heimat. Sie übersah das widerliche Kastensystem nicht, ebenso wenig die unwürdigen Arbeitsbedingungen vieler Frauen und Kinder. Trotzdem begann sie Indien zu lieben wie kein Land zuvor. Sie beschrieb das Leben in diesem Land wie das Leben in einer ununterbrochenen Meditation, wo der spirituelle Geist immer und überall schwebe und webe und wo das Übernatürliche als das Natürlichste der Welt, als ständiger Begleiter präsent sei – in einer chaotisch anmutenden und doch bestens funktionierenden Welt. Sie schätzte die Achtsamkeit und den Respekt der Leute im Umgang miteinander, sei es im überfüllten Bus, in der Rikscha oder im Zug. Kinder fragten sie bei der ersten Begegnung nach ihrem Glauben, ihrem Gott. In Kerala fühlte sie sich an Lessings Ringparabel erinnert, als sie mit drei Kindern an den Händen durch ein Dorf spazierte, wobei das eine Mohammed, das andere Krishna und das dritte Maria als seine Gottheit nannte. Wichtig war den Kindern einen Gott zu haben, egal welchen. Dorothea war so begeistert und verliebt in das Land und seine Leute wie nie zuvor in ein anderes Land, in eine andere Kultur. Ich wusste, dass ich ihr nun nicht mehr widerstehen konnte, dass ich sie schon bald nach Indien würde begleiten müssen.

Zwei Jahre später war es soweit. Ich versuchte meine Vorurteile gegenüber dem hinduistischen Götterbrimborium abzulegen und reiste im gleichen Jahr, in dem wir auch das Konzert von Nusrath erlebten, mit Dorothea als Reiseführerin in das geheimnisvolle Land. Ich versprach Dorothea ohne halsstarrige Allüren alles mitzumachen und mich ohne Murren ihrer spirituellen Suche und den damit verbundenen Abenteuern anzuschliessen.

Nach Besichtigung beeindruckender Bauwerke in Tamil Nadu, an der südlichen Ostküste der indischen Halbinsel, wie den monolithen Modelltempeln von Mahabalipuram, den Tempelanlagen von Tiruvannamalai, von Madurai und vielen anderen fantastischen Bauwerken, folgte ich Dorothea zur Meditation in den strahlend weissen Marmorsaal im Madrimandir von Auroville.

Weiter führte die Reise über die Gats an die Westküste direkt ins Ashram vom Amma, in der Nähe von Alleppey, im fruchtbaren Palmenparadies von Kerala; in das Bundesland Indiens mit der weltweit einzigen im Turnus demokratisch gewählten und abgewählten kommunistischen Regierung, einer Bevölkerung bestehend aus Hindus, Muslime und Christen und ihren friedlich nebeneinander aufgereihten Tempeln, Moscheen und Kirchen. „Kerala ist eines der 10 Paradiese der Erde", wie die Werbeprospekte und die Leute hier selbstbewusst und stolz verkünden.

Auf der Reise erzählte mir Dorothea, was mich im Ashram erwartete: getrennte Schlafstätten für Männer und Frauen in kleinen primitiven Flechthütten mit Lehmböden und Dächern aus Palmblättern, die sich jeweils 4-6 Frauen oder Männer teilten. Dafür könnten wir jeden Tag zusammen frühstücken, mittag- und abendessen. Doch auch beim Essen müssten wir schweigen. Würde sich aber ein Mitteilungsbedürfnis als dringend herausstellen, so könnten wir jederzeit das Ashram verlassen und uns am Strand treffen, wo man sich als Tourist fühlen und baden dürfe, wo es Kaffee, Limonaden, Zigaretten und Zeitungen gebe. Diese Aussicht tröstete mich über die schlimmsten Befürchtungen hinweg.

Die Mahlzeiten dürfe ich mir nicht so vielseitig und wohlgewürzt vorstellen, wie ich sie zwischenzeitlich zu schätzen gelernt hatte, eher bescheiden und nur mild gewürzt. Die lange Zeit zwischen den Mahlzeiten würden wir beim Darshan im prunkvollen Tempel verbringen, bewegungsarm am Boden sitzen, den Tempelmusikern zuhören und, wenn's denn gelinge, mitsingen und meditieren und auf den grossen Moment warten, wo man an der Reihe wäre, um zu Amma vorgelassen zu werden. Sie würde einen dann für einen kurzen Moment in die Arme nehmen und einem etwas Unverständliches ins Ohr flüstern. Diese Umarmung sei der Höhepunkt und das Ziel des stundenlangen, tagelangen und allabendlichen Ausharrens im Schneidersitz. Ich war also vorgewarnt. Meinen Vorstellungen vom Leben in einem der zehn Paradiese der Erde kamen diese Schilderungen nicht sehr nah. Aber vielleicht war es ja gut auch im Paradies eine Auszeit zu nehmen und der Lebensfreude zu entsagen. Vielleicht war es eine gute Übung für Demonstranten, sich stunden-, ja, tagelang auf den Boden im Ashram zu setzen, um später ausdauernder auf dem Schlossplatz in Stuttgart oder auf dem Alexanderplatz in Berlin politische Dummheiten anzuprangern.

Nach einer anstrengenden Anreise mit Bussen, Taxi, Ruderboot und einem Marsch durch den Palmenwald bei annähernd 35 Grad kamen wir am Spätnachmittag mit unseren schweren Rucksäcken – verschwitzt und nass bis auf die Unterhosen – im Ashram an.

Wir sehnten uns nach einer Dusche und freuten uns darauf, uns in die neu erworbenen, trockenen, weissen Ashramgewänder zu kleiden. Danach wollten wir uns indisch-gemächlich um einen Schlafplatz bemühen, nach dem Abendessen zum Darshan den Tempel aufsuchen, wo wir sitzen und sitzen und nochmals sitzen würden, um irgendwann spät in der Nacht zu Amma vorgelassen zu werden.

„Ja, mach' nur einen Plan!" Noch bevor wir unsere schweren Rucksäcke am Eingang zum Ashram von unseren schweissverklebten Hemden lösen konnten, kamen zwei aufgeregte Devotees auf uns zugeeilt und baten uns, ganz schnell das Gepäck zur Seite zu stellen und ihnen zu folgen. Amma habe darum gebeten, heute an diesem „weiss-ich-warum" speziellen Tag alle Neuankömmlinge unverzüglich zu ihr vorzulassen. Wir widersprachen vehement und ich dachte in einer Klapsmühle gelandet zu sein, wo uns nun die Pfleger, alle in weiss, in Gewahrsam nahmen. Wir flehten sie an, uns erst eine Dusche zu erlauben, da wir völlig verschwitzt seien, wie sie auch selbst sehen konnten. So wie sie auch sehen mussten, dass wir in verknitterten und verschmutzten Hosen und bunten T-Shirts vor ihnen standen und nicht in den obligatorischen weissen Ashramgewändern. „So können wir doch unmöglich in den Tempel" bedrängte sie Dorothea. Nur, was ist in Indien schon unmöglich?

Nein, sie liessen nicht locker. Wir mussten ihnen folgen, ihnen hinterher trappeln, schnurstracks in den Tempel, an ein paar hundert pickesauberen, weissen, am Boden sitzenden Devotees vorbei, ganz nach vorne in die erste Reihe, die kurz davor war von Amma empfangen zu werden. Ich liess Dorothea den Vortritt und so sassen wir als einzige „bunte Vögel" im Tempel direkt vor Amma. Es blieb mir nur wenig Zeit, das Umarmungsritual zu beobachten und zu begreifen, wie es vonstatten ging, wie ich mich zu verhalten, zu bewegen, ihr anzunähern hatte. Ich sah, wie viele der von Amma umarmten Devotees tief gerührt, mit Tränen in den Augen und auf den Wangen von ihr gingen, um dann wieder in der weissen Schar zu verschwinden. Schon war Dorothea an der Reihe und ich konnte leicht erkennen, dass sie nicht zum ersten Mal bei Amma war. Ammas innige Umarmung und Dorotheas vertrautes Anschmiegen an ihren molligen Körper kamen mir vor wie ein Wiedersehen von zwei altbekannten Freundinnen. Zum Abschied murmelte sie Dorothea etwas ins Ohr, um sie dann mit einem Bonbon zu entlassen.

Nun wurde ich mit meinen klebrigen Hosen, dem verschwitzten T-Shirt und meinen nassen Haaren zu Amma vorgelassen. Amma sass im Schneidersitz, in viele Tücher gehüllt, auf einem grossen mit Tigerfellen bedeckten Thron. Mit ihrer Statur, ihrer gelassenen und heiteren Ausstrahlung erinnerte sie mich an Buddha, wie ich ihn von meinem bronzenen Briefbeschwerer her kenne. Es war mir nun äusserst peinlich, ihr in meinen verschwitzten Strassenkleidern näher zu kommen, doch sie ergriff meine Hand und zog mich fest an sich. Sofort fing sie an zu lachen. Noch lauter und inniger, als sie mir mit der anderen Hand über den klatschnassen Rücken strich. Ein sonores und herzliches Lachen aus einer unermesslichen Tiefe liess ihren Körper erbeben. So ein volles Lachen, mit meinem Ohr an ihrer Brust, hatte ich noch nie gehört und physisch erlebt. Es war ansteckend und ich genoss die „göttliche Heiterkeit", was konnte es sonst sein, und lachte mit ihr mit, so voll wie sie selbst. Zum Abschied der unvergessliche Blick in ihre heiteren Augen: „Liebe auf den ersten Blick". Ich ging lachend von ihr, lachend vor Freude, lachend, weil sie mich mit ihrem Lachen gewonnen hatte, meine schwache Seite getroffen hatte und mit diesem Streich in wenigen Sekunden meine Vorurteile zerstäubte, meine Sympathie gewann und meinen stählernen Panzer knackte. „Lovely Amma, thank you very much". Mit den in mich hineingeflüsterten Worten setzte ich mich ganz hinten auf den Boden und war beglückt und erfreut, so eine Überraschung erleben zu dürfen.

Überwältigt von diesem Glücksempfinden verharrte ich eine ungewöhnlich lange Zeit wie ein Zen-Mönch im Schneidersitz an meinem Platz auf dem harten Boden und schwebte über meinen üblichen Ansprüchen an Bequemlichkeit. Ganz zum Erstaunen von Dorothea, die nicht weit von mir entfernt sass und mir zu verstehen gab, nun doch endlich aufbrechen zu wollen. Weil sie vor mir bei Amma gewesen war, hatte sie mein Zusammentreffen mit Amma nicht mitbekommen und war beeindruckt und verblüfft über meine fröhliche Ausstrahlung und meine Ausdauer bei diesem ersten Sitzen.

Die Bediensteten brachten uns dann getrennt in die Männer- und Frauenbereiche. Für mich fand sich, wie von Dorothea vorausgesagt, in einer kleinen Hütte inmitten von fünf schweigenden Latinos noch ein Liegeplatz, der kaum ausreichte, um eine Decke auszulegen. Als dann endlich eine Dusche frei wurde, konnte ich mich mit einem Eimer Wasser (der nach Massgabe des Ashrams ausreichen musste) frisch machen, mir das neu erworbene Seidengewand überstreifen und mich so als Devotee zu erkennen geben.

Ganz in Weiss gekleidet, wie nie zuvor in meinem Leben, traf ich kurz vor dem Abendessen Dorothea in ihrem ebenso frischen und weissen Sari. In ihren ruhigen Bewegungen und der behutsamen Art, wie sie langsam und unauffällig den Kopf zu mir drehte, hielt ich sie zuerst für eine Inderin. Wie selbstverständlich sie da sass, als hätte sie nie woanders gesessen, als wäre der Ort ihr Zuhause und sie wunschlos glücklich in dieser dunklen, nur von ein paar schäbigen Glühbirnen beleuchteten Kantine. Wir genossen den Früchtetee, als wär's ein Campari, den puren Reis und die kaum gewürzte und leicht gekochte Gemüsebeilage, als wär´s eine französische Finesse, die Chapatis wie ofenfrische Dinneles. Die kleinen, feinen Bananen und süssen Papayaschnitten zum Nachtisch bestärkten unseren Eindruck, dass wir selten so gut gegessen hatten. Unser gelegentlicher Austausch über die geschmacklichen Eindrücke wurde von niemandem beanstandet. So zisterziensisch wie ich befürchtet hatte, war Amma's Ashram wohl doch nicht.

Wie Gäste in einem Ferienressort spazierten wir nach dem Essen an den Strand, wo wir wieder normal miteinander sprechen, einen Kaffee trinken und uns über diese ersten Erlebnisse austauschen konnten. Dorothea freute sich für mich über mein gelungenes Debüt mit Amma. Vor allem aber freute sie sich über Amma, der es gelungen war, mich auf ihre heitere Weise für sich zu gewinnen.

Müde ob der anstrengenden Reise und der überraschenden Eindrücke, verabschiedeten wir uns noch bevor das Tor zum Ashram abgesperrt wurde und suchten unsere getrennten Bananenhütten, wie wir sie nannten, auf.

Die Latinos sassen auf ihren Matten. Wir stellten uns mit leisen Worten einander vor. Dann kuschelte ich mich in meine Decke und liess mich von dem fremdländischen Flüstern meiner Bettnachbarn in den Schlaf wiegen. Kurz danach wachte ich wieder auf und meine Gedanken waren bei Amma. Ich erinnerte mich an ihr tiefes, volles Lachen, an den kurzen Augenblick, an ihre heiteren Augen in dem runden Mondgesicht. Harmonisch, weich und schön fand ich auch ihren buddhamolligen Körper.

Alles klar, da gibt's keinen Zweifel, ich habe mich verliebt. Aber nicht so wie ich es kenne, nicht wie eine „amour fou" oder ähnliche hormongesteuerte Strohfeuer der Begierde. Nein, diese Liebe ist nicht körperlich. Ja, aber was denn? Was will mir das sagen? Kann ich mich so gehenlassen? Das ist doch völliger Unsinn. Hat alleine ihr Lachen mich verzaubert? Etwas Überzeugenderes als Humor und Heiterkeit kenne ich nun einmal nicht. Wie konnte sie von meiner schwachen Seite wissen, wo doch die Mehrzahl der Devotees lieber trauerten? Nein, auf diese Liebe will ich mich nicht einlassen!

Eine Hingabe an einen indischen Guru oder Swami, und sei es auch eine Frau, kam für mich nicht in Frage. Ich hegte seit dem Besuch der Klosterschule kritische Gefühle für jede Anbetung, Unterordnung und Gehorsamkeit gegenüber Menschen, Gurus, Propheten oder Göttern. Wie naiv hatte ich die Anhänger von Bhagwan, die Devotees von Sai Baba und vielen anderen indischen Gurus gefunden. Selbst die Beatles in ihrer Verehrung für Maharishi hatten mir leidgetan. Dass ich nun selbst ein Guruverehrer werden sollte, passte überhaupt nicht in mein Selbstbild. Ich doch nicht! Und diese Amma! Ich will doch gar nichts von ihr. Ich habe doch keine Probleme, keine Liebesnot, keine Krankheit, keine Frage, die ich von ihr gelöst haben will. Ich will doch nichts anderes, als Dorothea durch Indien begleiten und aus angemessener Distanz beobachten, wie es in einem Ashram zugeht. Ich bin ihr nicht ins Ashram gefolgt, um darin meinen Verstand zu verlieren. Nein, soll mich Amma doch in Ruhe lassen! Ich brauche sie nicht. Mit grösster Anstrengung versuchte ich die tiefe Rührung zu negieren, die ich empfand. Mit dem guten Gefühl dies zu schaffen, schlief ich ein.

Wie lange ich geschlafen habe, weiss ich nicht. Als die letzten Mitbewohner es sich neben mir auf dem

Boden bequem gemacht hatten, wachte ich wieder auf, schweissgebadet. Nicht wie am Nachmittag aufgrund der prallen Sonne, sondern durch die eigene innere Hitze, durch hohes Fieber. Die Muskeln schmerzten an allen Stellen, auf denen ich lag. Ich konnte nicht wieder einschlafen und das ständige Wechseln der Position war nur ein unbehaglicher Zeitvertreib, mit geringer Erfolgsaussicht. Bald mochte ich meinen Nachbarn diese Unruhe nicht länger zumuten. Ich packte meine Decke und schlich aus der Hütte, mit der Absicht, mich im Sand am Meer einzubuddeln. Doch der Sand war auf die Dauer nicht so weich, wie ich ihn mir vorgestellt hatte. Die Schmerzen der Körperteile, die ich abwechselnd belastete, wurden auch im Sand nicht weniger als auf dem Lehmboden. Ich musste eine andere Lösung suchen, um diese fiebrige Nacht zu überstehen.

Ich schlenderte, eingehüllt in meine Decke, durch das Ashram, wohl wissend, dass es keine Sitzmöglichkeiten gab. Vielleicht aber fand ich einen weichen Stapel Blätter oder eine Mulde, wo ich diese, zusammen mit trockenen Zweigen, auslegen und zu einem Nest verästeln könnte? Doch ich wurde nicht fündig und das Gehen und Stehen, selbst das Sitzen im Sand, mit dem Rücken an eine Palme gelehnt, wurden bald zu schmerzhaft, um es für längere Zeit auszuhalten. Mal vor Kälte schaudernd und zitternd, dann wieder von Schweissausbrüchen geplagt, stolperte ich durch die Nacht. Es mochte gegen 4:00 Uhr in der Früh gewesen sein, als ein paar Devotees in meditativer Ruhe an mir vorbei gingen und im Tempel verschwanden. Aus verschiedenen Richtungen schlenderten noch mehr dieser weissen Schemen zum Tempel. Ich folgte ihnen, obwohl ich mir nicht vorstellen konnte, was dort Interessantes um diese Zeit stattfinden sollte, vielleicht eine Nachtmeditation für besonders Eifrige. Es mochten zwischen zwanzig und dreissig Ergebene gewesen sein, die vorne im Saal auf dem Boden Platz nahmen, während ich die Gelegenheit nutzte, mich in der hintersten Ecke auf einen der Stühle zu setzen, die hier für alte und behinderte Menschen zur Verfügung standen. Ich wickelte mich in meine Decke ein und wartete ab. Mein Frösteln wechselte weiter mit Hitzeschüben. Mir war bewusst, dass ich von einem hohen Fieber überwältigt wurde. Diesen Umstand bitte ich den geneigten Leser zu bedenken, um die folgende Geschichte besser zu verstehen. Ich weiss nicht, ob ich auf dem Stuhl einschlief und träumte oder ob ich aufgrund des hohen Fiebers halluzinierte oder auf welcher anderen Geistesebene sich die nächtliche Begebenheit ereignete.

Während die wenigen Devotees in geduldiger Ruhe weit vorne im grossen Saal sassen, bemerkte ich, wie Amma ohne Begleitung durch eine Seitentür hereinkam, in ein unauffälliges weisses Gewand gehüllt, und ohne Aufsehen zu erregen zwischen den Devotees im Schneidersitz Platz nahm.

Nach einer Weile erhob sie sich wieder und trat an einen goldenen Schrein, der vorne in die Wand eingelassen war und den ich am Nachmittag noch nicht bemerkt hatte. Sie öffnete zwei Flügeltüren und entnahm dem Schrein eine Puppe in einem bunten, prächtig gestickten, weit ausladenden Kleid, die sie dann zu uns hindrehte. Ich erschrak fürchterlich. Es war ein schreckliches Wesen, das uns da aus zornigen Augen anglotzte, mit aufgerissenem Mund und einer knallroten, weit heraushängenden, blutigen Zunge, grässlichen Zähnen und zerzausten Haaren. Mit beiden Armen streckte Amma diese „Hexe", wie ein Pfarrer die Monstranz, hoch über sich hinaus. Kein Wort, kein Gesang, nur diese Zurschaustellung der grauenhaften Puppe. In meinem Zustand nahm ich, ähnlich einem Kind im Puppentheater, dieses Scheusal als wirkliches, lebendiges Wesen, als eine veritable blutrünstige Hexe wahr. In meiner Furcht sah ich, wie ihre Zunge zuckte und das Blut aus ihrem Mund floss, wie ihre Augen blitzten und wie ihre zerzausten Haare wehten. Dann verstaute Amma die Hexe wieder in dem Schrein und mit dem Schliessen der Türchen nahm der Spuk ein Ende, und mit ihm auch mein Schrecken und meine kindliche Angst, mein Abscheu gegenüber dem grässlichen Wesen. Unauffällig wie sie gekommen war, verschwand Amma durch dieselbe Türe wieder aus dem Tempel. Nach ihr verliessen die Devotees den Tempel. Auch ich musste meinen Stuhl räumen, hinter mir wurde der Tempel wieder abgeschlossen.

Nun war ich wieder draussen. Alleingelassen mit meinem hohen Fieber, einem unverständlichen Erlebnis und wirren Gedanken. Ich folgte dem letzten

Devotee auf dem Weg an der Tempelmauer entlang und fand, zu meiner grossen Überraschung, an der Hauswand eines direkt an den Tempel anschliessenden Wohngebäudes einen Sessel stehen. Ein Sessel im Ashram? Ich wusste, dass es das ja gar nicht geben konnte, denn Stühle, Bänke und Sessel sind im Ashram, wo man nur auf dem Boden sitzen darf, nicht vorhanden. Aber diese Frage nun auch noch zu klären, war mir zu viel. Ich setzte mich, mit grosser Genugtuung, in den recht vergammelten, aber mit weichen Rücken- und Seitenpolstern ausgestatteten Sessel, packte mich wieder in meine Decke ein und konnte nun endlich dauerhaft schmerzlos verweilen und meinen überforderten Gedanken freien Lauf lassen.

Was war das eben schon wieder gewesen? Wie sollte ich dieses Puppentheater deuten? Wer war diese Hexe? Warum arbeitete Amma noch so spät in der Nacht? War sie womöglich gar nicht so heiter und liebevoll, wie ich sie am Vortag erlebt hatte? War das ihre Nacht- und Schattenseite? Fragen häuften sich über Fragen. Mein Kopf quoll über und mein Herz fing an zu pochen. Ich versuchte mich nicht mit Fragen zu quälen, doch sie drehten weiter ihre Kreise im schmerzenden Kopf. Also bemühte ich mich, die verbleibende Zeit bis zum Sonnenaufgang mit trivialen Gedankenspielen totzuschlagen, um mich von den unverständlichen Ereignissen abzulenken. Ich zwang mich dazu, mich an das Desaster von Bern, an die Fussballspiele der WM 1954 in Bern zu erinnern. Ich habe diese Spiele als siebenjähriger

Bub mit meinem 6 Jahre älteren Bruder im Radio Beromünster verfolgt.

Ich erinnerte mich an den 2:1 Sieg der Schweizer gegen Italien in der Vorrunde, an das dramatische Spiel der Schweiz im Viertelfinale gegen Österreich, das uns in ein Wechselbad der Gefühle, von der grössten Euphorie in die tiefste Resignation, gestürzt hatte. Ich rekapitulierte die Torfolge und versuchte die Emotionen wieder wachzurufen. Innerhalb weniger Minuten die 3:0 Führung für die Schweiz (Megafreude). Dann fünf Tore in nur zehn Minuten für die Österreicher zur 5:3 Führung von Österreich (Riesenfrust), dann wieder ein Tor für die Schweiz zum 5:4 Halbzeitstand (Hoffnung). Am Ende ein 7:5 Sieg für Österreich (Enttäuschung). Diese unvergessliche, wenn auch schmerzvolle Fussballerinnerung war mir lieber als die Auseinandersetzung mit den unverständlichen Erlebnissen hier im Ashram. Also verblieb ich in diesen Fussballerinnerungen und begab mich in die Halbfinals. Ich erinnerte mich an den Sieg der Ungarn gegen den Weltmeister Uruguay mit 4:2 in der Verlängerung und an die Niederlage der ermüdeten Österreicher von 1:6 gegen Deutschland. Das Finale brauchte ich mir nicht mehr ins Gedächtnis zu rufen, denn das legendäre Ergebnis, das die Deutschen wieder zu Wundergläubigen machte, erforderte nun wirklich keine Erinnerungsbemühungen mehr. Schon eher das Vorrundenspiel, das Deutschland gegen die Superstars aus Ungarn mit 8:3 verlor. Ich machte es mir schwerer, versuchte mich an die Namen des Traumteams von Ungarn zu erinnern, an unsere Idole der 50er Jahre. Ich freute mich in meinem Datenspeicher noch Puskas, Nemeth, Zakarias und den Torschützenkönig Kocsis vorzufinden. Namen, mit denen wir Jungs im Hinterhof Fussball spielten. Mein Bruder war am liebsten Puskas, ich gab mich mit Nemet zufrieden.

Die Nacht wollte und wollte trotzdem nicht enden. Noch weitere Fussballergebnisse und Spieler aus der Hirnrinde zu kratzen, fand ich hier in Indien, zudem noch in einem Ashram, fehl am Platz. Nur Ungarn wollte mir nicht aus dem Kopf und ich erinnerte mich an dieses in meiner Kindheit so bedeutende Land. Gerade einmal 2 Jahre später waren seine Bürger, ob aus Frust über den verpassten Weltmeistertitel oder andere weltliche Ungerechtigkeiten, in Budapest auf die Panzer und Barrikaden gestiegen, um sich gegen die stalinistische Knechtschaft zu wehren. Diese Umstände waren es, welche 1956 mit dem Slogan „Lieber Tot als Rot" (der in grossen Lettern auf einer Wand im Klosterquartier prangte) meine prägendste und verwirrendste Jugenderinnerung provozierte und meine Gedanken damals ähnliche Pirouetten und Doppelte Rittberger drehen liess wie eben jetzt, in meinem fiebrigen Zustand im Ashram unter dem Sternenhimmel von Südindien.

Nein! Ich will mich nicht aufregen, nicht mehr an Fussball denken und auch nicht an Revolutionen, nicht an Tot statt Rot. Lieber wende ich mich den reinen Zahlen zu.

So wie ich als Kind mit Schäfchenzählen einschlief, so fing ich an, Zahlen zu verdoppeln, bis ich irgendwo hängen blieb. Dann die Primzahlen aufwärts, auch noch die Fibonacci-Reihe hoch, soweit es mir meine Rechenkunst gestattete. Diese Rechnerei half die Nacht vergehen zu lassen, bis die Sonne endlich Licht ins Dunkel brachte.

Ich hatte es geschafft! Gemächlich schlenderten die ersten weissen Gestalten durch die Anlage. Auf dem Weg zum Tempel gingen sie an mir vorbei, wobei mich die meisten nur mit einem kurzen Blick streiften. In meinem zerknüllten und verschmutzten Gewand in einem vergammelten Sessel hängend, hielten sie mich wohl für einen Freak oder Penner oder für sonst wie durchgeknallt. Ich kümmerte mich nicht darum, wollte nichts anderes als sitzen bleiben. Zum Aufstehen fühlte ich mich viel zu schwach, so schwach wie kaum je zuvor.

Und Dorothea? Bald würde auch sie zum Tempel kommen, etwas anderes sah das Programm im Ashram nicht vor. Sie würde mich in meinem Elend dasitzen sehen, würde erschrecken und alles wissen wollen. Doch wie sollte ich in meinem desolaten Zustand, nach einer schlaflosen Nacht, die unverständlichen Erlebnisse erzählen können? Wo ich doch selber nicht wusste, wie verwirrt und krank ich war und was ich alles geträumt, halluziniert oder wirklich erlebt hatte. Was mach ich nur? Wie rette ich mich aus dieser hochnotpeinlichen Situation? Ich wusste es nicht. Es war alles zu viel.

Bald sah ich sie am Ende des Weges in Begleitung anderer Frauen beschwingt in ihrem strahlend weissen Gewand und in ihrer feinen indogermanischen Art auf mich zukommen. Den schweren Kopf auf beide Arme und Hände gestützt wie der Denker von Rodin, liess ich in fatalistischer Ergebenheit das Unabwendbare geschehen.

Nun war sie keine zehn Schritte mehr von mir entfernt, hatte mich aber noch nicht erblickt. Just in diesem Moment schüttete jemand von oben einen grossen Eimer voll Schmutzwasser aus dem Fenster über mir, direkt auf meinen Kopf und über den ganzen Körper. Ich hörte nur noch Gelächter. Dorothea und ihre Begleiterinnen standen vor mir und lachten aus vollem Herzen, und ich lachte mit.

Ich war gerettet, aus höchster Not befreit. Ich brauchte mich nicht zu erklären, das Schmutzwasser erklärte alles. Warum ich auf diesem Sessel sass, wollte nun auch niemand wissen. Nicht ein einziges Wort zu meinem Zustand war nötig. Ich folgte vergnügt und gerne, als wäre nichts gewesen, Dorotheas Empfehlung eine Dusche zu nehmen, mein Gewand zu waschen, es in die Sonne zu hängen und solange in meiner „Bananenhütte" zu verweilen, bis es getrocknet war.

In der Hütte war niemand mehr. Frisch geduscht, das Seidengewand gereinigt, legte ich mich hin und fiel augenblicklich in einen tiefen, ruhigen Schlaf. Als ich gegen Mittag aufwachte, waren die Schmerzen und das Fieber verschwunden. Ich war gesund. Das Gewand wieder trocken und weiss. Ich begab mich frohgemut und rechtzeitig zum Mittagessen in die Kantine und setzte mich zu Dorothea, ganz so als wäre ausser dem Abwasserkübel nichts weiter geschehen.

Mein Kompliment dem logistischen Zentrum von Ammas Ashram und die für indische Verhältnisse ungewöhnlich perfekte Regie und präzise frühmorgendliche Rettung aus der peinlichen Situation. Zum zweiten Mal seit meiner Ankunft im Ashram war ich auf höchst humorvolle Weise überrascht worden. Dieses Mal mit einem recht abgedroschenen Slapstick, der an Charlie Chaplin oder Laurel und Hardy erinnerte und bestens funktioniert hatte. Ob Amma die nächste Peinlichkeit mit einer fliegenden Sahnetorte lösen würde?

Weiter möchte ich mich für die exklusive Bereitstellung des komfortablen Sessels bedanken, der wohl nur für diese eine feine und wirkungsvolle Lachnummer an der passenden Stelle genau unter dem besagten Fenster aufgestellt worden war. Ich bin ihm in der restlichen Zeit, die ich im Ashram verbrachte, weder an dieser Stelle noch irgendwo anders je wieder begegnet.

Auch Dorothea war ich dankbar, als sie mich darüber aufklärte, dass es sich bei der grässlichen Hexe mit der blutigen Zunge um die Göttin Kali handelte. Durch deren Zerstörungen dem Mythos nach, das Erschaffen von Neuem möglich wird.

Mein wachsendes Interesse an Geheimnissen

Die Erinnerungen an die wunderlichen und heiteren Erlebnisse im Ashram und die Sympathien, die ich dadurch für Amma gewonnen hatte, liessen mich einige Tage lang meine Sorgen und Ängste vergessen. Es war nun anders als vor der Erkrankung, als ich mich nur widerwillig mit dem Unerklärlichen beschäftigt hatte, lustlos in Erinnerungen schweifte, den Ahnenkult verschmähte und darum auch höchst selten in Fotoalben blätterte. Diese Abwehr fiel angesichts meines möglichen Todes und dem damit einhergehenden Erklärungsnotstand meiner rationalen Vernunft wie ein Kartenhaus in sich zusammen. Mein Interesse an Geheimnissen, Geschichten und Erlebnissen erwachte. Ich wollte jetzt mehr wissen, wollte Antworten. Lieber fantastische und geheimnisvolle Antworten als keine Antwort. Schnell, noch bevor der Tod mich in die Ewigkeit überführen oder ins Nichts zurückstossen würde.

So verbrachte ich die zweite Woche der Bestrahlung fast ausschliesslich mit Erinnerungen an geheimnisvolle und übersinnliche Erlebnisse, die mein vermeintlich rationales Bewusstsein, wie ich nun feststellte, immer schon durchmischt hatten. Aber erst heute erlangten sie angesichts des Todes die Bedeutung und Zuwendung, die sie verdienten. Diese Spurensuche liess mich meine prekäre Situation vergessen, sie half mir die medizinischen Strapazen zu überstehen. Wie Rettungsanker beförderte ich meine Erinnerungen an geheimnisvolle Ereignisse aus der Tiefe des Vergessenen wieder hoch in mein Bewusstsein.

Durch die Erinnerungsarbeit stellte ich zu meiner grossen Überraschung und Freude fest, dass es sich bei den beeindruckendsten und geheimnisvollsten Menschen, denen ich in meinem Leben begegnet war, sowohl um muslimisch-sufisch als auch um christlich-buddhistisch und hinduistisch geprägte Persönlichkeiten handelte. Mit der Parabel von Ephraim Lessing „Nathan der Weise", die mich schon in jungen Jahren tief beeindruckte und mir immer ein Leitbild war, sehe ich auch heute wieder das grösste Glück, die grösste Errungenschaft, die uns das menschliche Dasein bieten kann, im friedlichen und konstruktiven Zusammenspiel aller Kulturen, im multikulturellen Miteinander. Dass diese Essenz nun auch in der Auswahl der für mich bedeutendsten Begegnungen zum Ausdruck kam, freute mich umso mehr, als dies unbeabsichtigt und unbewusst geschah.

Schutzengel − himmlische Assekuranz

Es wurde mir klar, dass ich noch weitere religiöse Relikte aus der Kindheit in meine rationale Geisteswelt hinübergerettet hatte. Wie meinen Glauben an Schutzengel. Ich erinnerte mich, wie ich als Junge öfters überrascht gewesen war, wenn mir bei wagemutigen Baum- und Bergbesteigungen nichts Schlimmes widerfuhr, und wie ich oft mit viel Glück an schweren Unfällen vorbeischlitterte, bei Stürzen den Kopf noch haarscharf an Ästen, Steinen und Heugabeln vorbeizirkeln konnte und auf weichem Untergrund landete. Nach solchen „Beinahe-Katastrophen" war ich immer wieder überzeugt, dass mir ein Schutzengel beistand. So richtete ich auch mein kindliches Nachtgebet immer auf diesen „Rund-um-Schutz" durch meinen Schutzengel. Er half mir, die Ängstlichkeit zu überwinden, stärkte meinen Mut und erlaubte mir auch gelegentlichen Übermut. Es ist mir in der ganzen Kindheit nie etwas Nennenswertes zugestossen.

Bald nach der Geburt unserer Tochter Anna besann ich mich wieder des Schutzengels meiner Kindheit, den ich als Erwachsener nicht mehr um Hilfe gebeten hatte, bewahrten doch die geflügelten Himmelswesen auf den niedlichen Kirchenbildchen nur die Kinder vor Abstürzen von Brücken und Felsen.

Für die eigene Tochter Anna, und später auch für die Enkelkinder, wollte ich wieder auf diese zuverlässigen Helfer zurückgreifen und, wie ehemals als Kind, jeden Abend den Schutzengel bitten, sie zu schützen und vor Unfällen zu bewahren. Mit dem Vierzeiler:

„Schutzengel mein,
lass' Dir Anna empfohlen sein,
schütze und führe sie durch die Welt,
dass ihr nichts zustösst und es Dir und ihr gefällt."

Das Gebet zu rezitieren war weniger zeitaufwändig als die Sorgen und Ängste, die mich sonst geplagt und beschäftigt hätten. Auch der Kostenfaktor spielte eine nicht zu unterschätzende Rolle, machte doch das Vertrauen in den Schutzengel eine Unfallversicherung unnötig. Die Zuverlässigkeit des unentgeltlichen himmlischen Babysitters stellte sich als eine sehr effektive und günstige Alternative heraus.

Ein weiteres Relikt aus meiner religiösen Erziehung bestand darin, täglich zu bedenken, dass es bei über einer Milliarde hungernder Menschen und Millionen sterbender Kinder auf unserer Welt grosses Glück und Gnade bedeutet, jeden Tag ernährt zu werden. Darum wollte ich auch auf das Tischgebet nicht verzichten. Passend zur appetitbedingten Ungeduld vor dem Essen, beschränkten wir uns dabei auf sieben Silben und sieben Worte:

„Gott sei Dank für Speis und Trank!"

Auf der Suche nach geheimnisvollen Geschichten erinnerte ich mich auch wieder des merkwürdigen Erlebnisses von Philemon, meinem Vater. Er hatte zu Lebzeiten als Chorleiter seine Sonntagspflicht auf der Empore erfüllt und sich lieber mit den Partituren von Mozart und Bruckner beschäftigt als mit den Dogmen und Ritualen der Kirche. Der Grund dafür lag, wie er uns erzählte, in einer Reise nach Palästina, die er als Student unternommen hatte und bei der er sich, zu seiner eigenen Überraschung, in einem kleinen Wüstenstädtchen bestens auskannte. Hier führte er die Reisegefährten um mehrere Ecken zu „seinem Brunnen" und zu vielen ihm vertrauten Gässchen, Toren, Treppen und Häusern. Es gab für ihn keinen Zweifel: Hier hatte er schon einmal gelebt. Er glaubte seit diesem Erlebnis an die Reinkarnation. Dieser Glaube war aber mit dem katholischen Credo nicht vereinbar, weswegen er sich in der Kirche ausschließlich der Musik zuwandte, aber nie mehr vor dem Altar, bei der Kommunion oder der Beichte blicken liess.

Heureka! Ich habe gefunden

In einem strahlenden Moment in der Röhre wurde mir auch bewusst, dass der vielleicht stärkste Bezug zum Übersinnlichen mit meiner künstlerischen Arbeit einherging. Im kreativen Prozess der Gestaltfindung, des Entwerfens auf der Suche nach einer Idee, im kritischen Abwägen und Verwerfen der vielfältigen Alternativen und Möglichkeiten, erlebte ich immer wieder den grossen Moment der Überraschung. Plötzlich kam mir etwas in den Sinn, eine Idee: Sie fiel mir ein, sie wurde mir eingegeben, ich (er)fand etwas. „Heureka – ich hab's gefunden!", wie einst Archimedes, und ich schrieb oder skizzierte die Idee aufs Papier. Glücklich über alles was mich inspiriert hatte, was mir in den Sinn kam, über den Einfall, den Zufall, die Eingebung, die Inspiration. Die Sprache macht es deutlich: Die

Ideen werden einem gegeben, sie fallen uns ein oder zu oder wir finden sie. Sie waren also schon vor uns da. Ich habe dies nie bezweifelt. In den besten Momenten meines künstlerischen Schaffens, wenn ich endlich zu einer Lösung fand, hat mich nie das Gefühl von Stolz oder Selbstzufriedenheit überwältigt, weil ich die Ideenfindung nie als meine eigene, persönliche Leistung empfinden konnte. Es überkam mich vielmehr das Gefühl grosser Dankbarkeit gegenüber dem unbekannten Ideenlieferanten, dem divinen Creative Director, dem schöpferischen Allround-Genie oder Sheldrakes morphogenetischem Feld.

Durch diese Reflexionen wurde mir bewusst, dass auch in meinem von kirchlichen Ritualen und religiösen Weltanschauungen befreiten Alltag, mit der Nische für Schutzengel, Fürbitten und Danksagungen und meiner Vorstellung von einer göttlichen Schöpfungskraft, die sich in meinem eigenen Schaffen, der Kunst, der Architektur und in der Schönheit der Natur offenbarte, der Glaube an eine höhere Macht und die Freude am Geheimnisvollen eine wichtige Rolle spielten. All das war für mich bedeutsamer, als ich es vor meiner Erkrankung hatte wahrhaben wollen.

Dritte Strahlenwoche

Ich lag nun schon die dritte Woche mit leisem Atem in der Röhre. Egal ob die Nase kitzelte, sich ein Niessen ankündigte, es irgendwo am Körper krabbelte oder sich ein Muskel verspannte, ich unterdrückte weiter rigoros und souverän jeden Impuls, der mich zu einer Bewegung hätte verleiten können. Meine Gedanken hatte ich schon lange nicht mehr auf meinen Atem und meinen Körper konzentriert, als vielmehr auf die Erinnerungen an eindrucksvolle und geheimnisvolle Menschen und Erlebnisse.

Damit hatte ich die bisherigen 12 Bestrahlungen und die zwei Chemotherapien recht gut ertragen und sogar einige Fortschritte gemacht. Das linke Auge konnte ich wieder ohne Zuhilfenahme meiner Finger öffnen und schliessen, auch mit dem linken Ohr hörte ich wieder. Die Therapie hatte das Wachstum des Krebsgeschwürs anscheinend gestoppt und dem mittleren Trigeminusnerv seine Funktionstüchtigkeit zurückgegeben. Den unteren Trigeminusnerv, der die linke Mundhälfte schon länger als einen Monat nicht mehr erreichen konnte, musste ich verloren geben, da er sehr wahrscheinlich nach so langer Zeit nicht wieder aktiv werden würde, wie mir der Arzt erklärte.

Trotz den zunehmenden Schluckbeschwerden und den austrocknenden Schleimhäuten durch die Bestrahlungen im Hals-Nasenraum konnte ich nach jeder Behandlung in der Cafeteria mithilfe eines Chäschüechli oder im Bahnhof mit einer St. Galler Rostbratwurst wieder neue Lebensenergie gewinnen. Ich gewöhnte mich auch daran, dass ich nur noch mit der rechten Mundhälfte schmecken konnte. Ich beförderte also die wohlriechenden Nahrungsmittel in diese Seite des Mundraumes, während ich mit der linken unliebsame Gemüsearten wie Sellerie und Rosenkohl verspeiste, die ich bis anhin gänzlich verschmäht hatte. An diese Behinderung habe ich mich gewöhnt. Ich kann mit ihr leben. Auch die Gewichtsabnahme hatte bis dahin nur positive Folgen, ließ sie doch in den ersten zwei Wochen mein Übergewicht von 95 kg auf 87 kg sinken und beseitigte den fetten Bauch fast gänzlich, was meinem Aussehen gut bekam.

Hoffnung und Zuversicht schöpfte ich kurzzeitig durch einen doppelten Regenbogen, der sich eines Abends kurz vor Sonnenuntergang vom Weswald bis zum Käppelebihl wölbte und mich, als ich fasziniert vor unserem Haus stand, zum Mittelpunkt der grandiosen Inszenierung machte. Der schnelle und elegante Flug einer Wildtaube und ihr blitzschnelles Verschwinden in der nahegelegenen Kiefer liessen mich die Qualen vergessen und ich erfreute mich an ihrem wohlklingenden Gurren.

Trotzdem wurden die Nächte zunehmend unruhiger. Immer wieder wachte ich auf, verlor mich in der Endlosschleife der Gedanken an den Tod, in der Angst vor dem Sterben. Öfters wachte Dorothea mit auf und fragte mich nach meinen Beschwerden. So konnte es nicht weitergehen. Meine Unruhe, das Hin und Her, der ständige Wechsel der Liegeposition wurden ihr zu viel. Sie musste in ein anderes Zimmer umziehen. Sie brauchte die Ruhe und die nächtliche Erholung, um mir tagsüber beistehen zu können, mich zu stützen, mich zur Nahrungsaufnahme zu bewegen und, wenn Rainer nicht konnte, mich nach Singen zu fahren und von dort wieder abzuholen.

Der Besuch des Neffen

Am dritten Wochenende nach Strahlungsbeginn besuchte mich Gregor, der Sohn meiner ältesten Schwester, die vor einigen Jahren an Brustkrebs erkrankt war. Er wollte wissen, wie es denn möglich sei, dass auch ich an Krebs erkrankt war. Was seine Mutter betraf, war ihm klar, dass sie aufgrund ihres angepassten und bürgerlichen Lebens an Krebs erkranken musste. Er verstand eine Krebserkrankung als ein Zeichen falscher Lebensführung und unerfüllter Träume. Doch ich, mit meiner selbstbestimmten Lebensweise, der unabhängigen künstlerischen Tätigkeit, passte nicht in dieses Bild. Darum wollte er herausfinden, wo sich meine unbefriedigten oder verdrängten Bedürfnisse versteckten. Seine Suche nach meinem vermeintlichen Fehlverhalten verstärkte in mir bloss ein Gefühl der Abweisung. Nach Schuld zu suchen und mir damit, neben dem körperlichen Leiden, in der womöglich nur noch kurzen verbleibenden Lebenszeit auch noch psychologische Aufräumarbeiten aufzubürden, empfand ich als Zumutung und Überforderung. Der gute Neffe, wie forderte er mich heraus mit seinem Glauben, wir würden für Fehlverhalten und Missetaten schon zu Lebzeiten bestraft. Wie konnten denn dann Sauhunde wie Hitler und Stalin, Hussein oder Gaddafi so alt werden? Warum mussten Mozart und Hendrix so früh sterben und warum erkranken Kinder an Krebs? Waren diese Gedankenblüten vielleicht im Kräutergarten von Calvin gewachsen? Gründeten sie nicht auf der zutiefst protestantischen Vorstellung, Wohlstand wäre die Frucht rechtschaffener und fleissiger Lebensführung, Armut die Strafe für faule Müssiggänger und Krankheit die Folge einer „falschen" Lebensweise? Im Gegensatz zu der Suche meines Neffen vermutete ich mögliche Ursachen der Krebserkrankung in den äusseren Umständen: In ungesunden Lebensbedingungen, im Feinstaub, im Elektro- und Strahlensmog, im 60 km entfernten Atomkraftwerk, in industriell gefertigten und verseuchten Lebensmitteln, chemischen Zusatzstoffen, in der Wasser-, Boden- und Luftverschmutzung, im Wettbewerb, im Konkurrenzkampf und dem ständig zunehmenden Leistungsstress. Oder waren die Ängste, die ständige Panikmache, die Katastrophen und Feindbilder, mit denen wir permanent konfrontiert wurden, die uns nicht ruhig schlafen liessen, nicht zu lebensfreudig, zu übermütig und zu aufmüpfig machten, daran schuld?

Zusammen versuchten wir die vielen existenziellen Bedrohungen und damit verbundenen Ängste aufzuzählen, mit denen wir in unserem Leben konfrontiert worden waren: Der Hunger, den unsere Eltern und Grosseltern im ersten Weltkrieg auch in der Schweiz kennenlernten, an dem im 2. Weltkrieg mehr Menschen starben als durch Gewehrkugeln und Bomben und heute noch alle 5 Sekunden ein Kind (wie der UNO-Beauftragte Jean Ziegler aufzeigte), die Angst vor Kinderlähmung und Pocken, vor dem Kommunismus, vor der „gelben Gefahr", vor dem nächsten Weltkrieg, vor Wirtschaftskrisen, vor Atombomben, vor Aids, vor dem Zusammenprall mit einem Kometen, vor dem Ozonloch, vor der Klimaerwärmung, vor dem Verebben des Golfstroms, vor dem Schmelzen der Gletscher und der Pole, vor dem Polsprung, vor der Vermüllung der Meere und einem steigenden Meeresspiegel, vor Terrorismus, vor dem Waldsterben, vor der Vogel-, Hühner-, Schweine- und Rinderpest. Ständig und zu jeder Zeit schwebten Damoklesschwerter über unseren Köpfen. Sie jagten uns Angst ein, schwächten uns und machten uns klein, auch kleinlaut und feige. "Angst essen Seele auf", und damit auch unsere Zuversicht, unseren Glauben an eine gerechtere Welt, unsere Hoffnung auf harmonische und friedliche Verhältnisse, unsere Liebe zu den Mitmenschen und zur Natur und am Ende auch unser Engagement für eine bessere Welt. Sicherlich sind Ängste schädlich für unsere Psyche und heisse Kandidaten auf der Suche nach möglichen Krebsauslösern.

Wollten wir aber im Kampf gegen den Krebs alle diese Ursachen beseitigen, so bliebe von unserer modernen Lebens- und Wirtschaftsweise wenig übrig. Sie aber ist unser Credo, das Heiligste und Göttlichste, was wir kennen. Deshalb nehmen wir diese Argumente nicht ernst, streichen sie lieber ganz aus der Betrachtung, indem wir uns mit zahlreichen Wissenschaftlern und Ärzten auf die These einigen, die misslichen Gene der erkrankten Personen seien schuld.

Jona, der 3-jährige Enkel, hatte einiges von unserem Disput mitbekommen und mutmasste mit kindlicher Ernsthaftigkeit: "Es war vielleicht ein ganz kleines, junges Krebschen, das dir in der Nacht, im Schlaf, in die Nase gekrabbelt ist und von da weiter in den Kopf. Da lebt es nun als grosser Krebs weiter und macht dir Schmerzen". „Ja, so könnte es sehr wohl auch sein" ermutigte ich ihn. Seine bildliche Vorstellung amüsierte uns und hob die Stimmung. Sie verhalf meinem Neffen und mir zu einem versöhnlichen Abschluss unserer Kontroverse. Wir einigten uns darauf, dass für jeden Krebskranken andere Ursachen gelten mögen, mal die eine, mal die andere, mal viele zusammen. Doch verschonen sollten wir alle Krebspatienten mit Schuldvorwürfen und uns verabschieden vom kausalen Denken, das immer eine Ursache sucht und es nicht schafft, den Krebs einfach Krebs sein zu lassen, genauso wie den Schmetterling, der eben durchs Gewächshaus ins Freie flatterte.

Das Leiden schreitet voran

War auch der beschädigte mittlere Trigeminusnerv gerettet, so traten in der dritten Bestrahlungswoche, noch bevor ich die Hälfte der Therapie überstanden hatte, die Kollateralschäden vehement zutage. Mein Leben wurde nun Tag um Tag beschwerlicher. Die Strahlen, die von unten durch den Hals, den Mund- und Nasenraum auf das Karzinom im Gehirn geschossen wurden, bewirkten, zusammen mit den chemischen Substanzen, dass sich im Mundraum immer weniger Speichel entwickelte und die Schleimhäute austrockneten (Orale Mukositis). Das Schlucken wurde zur Qual. In der Cafeteria war ich genötigt, die Käse-Sahne-Füllung in kleinen Portionen aus meinen geliebten Chäschüechlis herauszulöffeln und den Kuchenteig auf dem Teller zurückzulassen. Am Bahnhof musste ich die frisch gegrillte Kalbsbratwurst aus ihrer Haut pellen und mit meinem Taschenmesser in kleine Stückchen schneiden. Auf das Brötchen musste ich gänzlich verzichten, denn es wäre mir, auch in kleinsten Portionen, im trockenen Hals stecken geblieben.

Die Ernährung verkam zu einer schmerzvollen Pflicht. Lustlos, alleine dem Überleben verpflichtet, ernährte ich mich notgedrungen von kombinierten Frucht- und Gemüsesäften, von Reis-, Gersten-, Mais- und Kartoffelbrei. Unter inständigem Zureden von Dorothea schaffte ich es sogar, die widerlichen, dickflüssigen Nahrungskonzentrate, die ich vom Krankenhaus in ähnlich niedlichen Fläschchen wie einst die Babynahrung und mit ebensolchen kleinen Löffelchen bekam, zu mir zu nehmen und zu schlucken. Aber allen Bemühungen zum Trotz schrumpfte meine Gewichtsreserve weiter und mit ihr die Muskeln. Auch die libidinösen Freuden schwanden dahin, ebenso wie die Haare auf dem Kopf (Alopezie). Während der Verlust der Haare den Vorteil mit sich brachte, dass ich mich nicht mehr rasieren und kämmen musste, wirkte sich der Verlust des ersteren nicht besonders förderlich auf die Lebensfreude aus. Die Lust ging verlustig. Zusätzlich bewirkten die zunehmenden Schluckbeschwerden auch einen immer grösseren Unwillen zu sprechen und machten aus mir einen wortkargen Menschen.

Je weiter das fortschritt, desto mehr wurde ich zu einer Last für die ganze Familie. Des Öfteren schwindelte ich nach der abendlichen Essenstortur Müdigkeit oder Unwohlsein vor, verabschiedete mich kleinlaut ins Bett, um niemanden länger mit meiner ungeselligen Anwesenheit zu belasten. Ich zog mich dann mühevoll an der Bambusbalustrade die Treppe hoch, legte mich ins Bett, guckte aus dem Fenster und liess meinen Gedanken ihren Lauf. Wenn sie es denn noch vermochten, ihren freien Flug.

Mit einem Kissen unter dem Kopf kann ich im Liegen die Kuhweide und die freistehenden Apfel- und Birnbäume sehen, die Wälder, die das Weideland im Süden und im Osten umschliessen, über ihnen die Spitzen der Vorarlberger und Ostschweizer Alpen mit dem Säntis im Vordergrund, daneben die Churfirsten und dahinter die Glarner Alpen. An föhnigen Tagen werden auch die westlichen Alpen sichtbar, bis hin zu den Berner Bergen mit Eiger, Mönch und Jungfrau. Ein Ausblick, der von keinem Haus und keiner Strasse gestört wird. Alleine die Telefonleitung und gelegentlicher Traktorenlärm erinnern an die Existenz der nahegelegenen Zivilisation.

An vielen Abenden ziehen Wolken über die Wälder und verdecken den Blick auf die Alpen, oder der hinter dem Weswald und dem Owinger Hügel liegende Bodensee lässt seinen Dampf ab und vernebelt die Aussicht. Aber heute ist ein lieblicher, wolkenfreier Abend und die Berge blicken neugierig über die Baumspitzen zu mir herüber. Von meinem Bett aus erscheint der Säntis als der Berg der Berge, als der höchste Berg der Alpen. Er wird es für mich auch immer bleiben. Durch seine Nähe erschien er mir schon als Kind in St. Gallen riesig und bedeutungsvoll in seiner stoischen Beständigkeit und seiner unspektakulären, aber trotzdem markanten Form. Im Laufe meines Lebens ist er immer wieder in mein Blickfeld gerückt. So habe ich ihn von verschiedenen Seiten und Weiten kennengelernt. Das erste Wiedersehen hatte ich während meiner Studienzeit in Ulm, wo ich ihn vier Jahre lang bei extremen Föhnlagen von meinem Zimmer auf dem Kuhberg aus sehen konnte und wo ich auch öfters auf den Münsterturm stieg, um ihn von dieser erhabenen Warte aus mit dem Fernrohr näher an mich heran zu rücken. Später in

Stuttgart habe ich ihn vom Fernsehturm aus gesucht, aber eine bedeutungslose Erhebung auf der Schwäbischen Alb verhinderte den Blickkontakt. Seit über 30 Jahren sind wir aber wieder visuell füreinander da. Er half mir bei der kompassgenauen Ausrichtung der Solarkollektoren und diente mir als zuverlässige Navigationshilfe bei meinen Wanderungen im Bodenseeraum. In diesem Moment erfreut er mich als Sonnenreflektor. Noch leuchtet er in rotem Sonnenlicht, während die nahegelegenen Weiden und Wälder schon in Dunkelheit versinken. Erst wenn auch er nicht mehr beschienen wird, ziehe ich mein Kissen weg, lege mich hin und versuche zu schlafen.

Es war sehr dunkel, als ich wieder aufwachte. Es musste Neumond sein. Alleine das Streulicht von Überlingen und Konstanz und die Sterne brachten ein wenig Helligkeit und unterschieden die Wälder von den Weiden. Ich setzte mich auf und schaute nachdenklich ins Schwarze.

Im Schmerz allein. Den kann und will ich nicht teilen. Auch sterben werde ich ganz alleine müssen, selbst wenn meine Liebsten bei mir sind. Und im Tod? Da ist alles möglich. Wo das Leben, das wir kaum verstehen, schon so ein grosses Wunder ist, muss der Tod, den wir noch weniger verstehen, noch viel wundervoller sein. Vielleicht sollte ich mich gar nicht dagegen sträuben? Nachgeben, mich hingeben, aufgeben und neugierig hinein ins Unabsehbare ... Nein! Ich will nicht weiter über den Tod nachdenken und will mich nicht mit ihm anfreunden. Ich will leben, will den Krebs überleben und wieder zu Sinnen kommen. Wieder Liebe, Lust und Freude erleben, wieder arbeiten und reisen und mich weiter an der Schönheit der Natur erfreuen. Ich bin nicht bereit zu sterben, ich bin nicht vorbereitet, also gar nicht in der Lage dazu, ich bin völlig unfähig zu sterben. Ja unfähig, das ist es! Es kann also gar nicht sein.

Es musste schon Morgen geworden sein, da zogen die Berge wieder meine volle Aufmerksamkeit auf sich. Rabenschwarz und haarscharf konturiert, wie ein Scherenschnitt, setzte sich die Bergkette von dem schmalen, gelb leuchtenden Himmelstreifen über ihr ab. Dieser Lichtstreifen schien so hell, als wären in Mailand die Scheinwerfer vom San Siro Stadion nach oben gerichtet oder als hätte die Sonne ihre Laufrichtung geändert, um an diesem Morgen im Süden aufzugehen. Es ist ja neuerdings alles möglich, seit ich an alles Unmögliche glaube.

Ein seltener Anblick und ein Anzeichen einer gewaltigen Föhnlage. Es wird wohl kräftig regnen auf der Alpensüdseite. Oberitalien schiebt die Luftmassen über die Berge zu uns herüber. Wie sie sich durch die Reibung an den verschneiten Bergspitzen und Gletschern erwärmen, ist mir zwar nach wie vor unverständlich, aber eine klimatische Tatsache: eine ausgleichende meteorologische Gerechtigkeit, die uns für ein paar Tage aussergewöhnliche Wärme und Sonne beschert, während es am privilegierten Südrand der Alpen regnet. Ich vermute, dass es bei diesem extremen Föhnlicht zu einem Sturm kommen wird, zu einem der vehementen, seltenen Südstürme, die mein Zimmerfenster erzittern lassen werden.

Dorothea kam die Treppe herauf und zusammen schauten wir dem Schauspiel am Himmel zu. Der Säntis war gerade daran, sich durch die aufgehende Sonne zu erhellen und nach ihm auch alle weiteren Bergspitzen. Dann wechselte auch der gelbe Himmel zu Rosa und später, direkt hinter den Bergen, zu tiefem Rot bis Violett. Ein Farben- und Lichtspektakel vom Feinsten, ein prachtvolles Morgenrot, mit dem uns die Natur verzauberte. Die Freude über den purpurnen Himmel trägt schon die Wehmut über das Ende des schönen Wetters in sich, denn Morgenrot ist ein sicheres Zeichen, dass der Föhn bald zusammenbricht und uns Regen beschert oder, wie ich vermute, sogar Sturm. So viel Schönheit erträgt nicht einmal die Natur, bald wird sie sich von ihrer hässlichen Seite zeigen.

Wir liessen uns durch die schlechten Aussichten nicht unsere Freude trüben und sassen schweigend auf der Bank am Fenster, bis die Gelb- und Rottöne am Himmel verblassten und dieser in ein helles, immer tieferes Blau wechselte. Als die Sonne über die Kiefernspitzen des Weswaldes guckte, wussten wir, dass es Zeit geworden war zu frühstücken, uns der Ernährungsprozedur zu unterwerfen. Bevor wir das Zimmer verliessen, drückten wir beide Fensterflügel fest aneinander, verschlossen das Fenster und hängten den Sicherheitshaken ein.

Ein Drittel ist geschafft

14 von 42 Bestrahlungen und 2 von 7 Chemotherapien hatte ich nun hinter mir. Ich hatte in dieser Zeit 10 kg meines Körpergewichts verloren und brachte noch 85 kg auf die Waage. Nun wurde es Tag für Tag mühsamer. Ich spürte, wie ich zunehmend schwächer, die Fahrten nach Zürich anstrengender und der Fussweg von der Bahn-Station zum Krankenhaus zu einer körperlichen Strapaze wurden.

Mit grosser Beunruhigung bemerkte ich an diesem Morgen in der Röhre, dass die Maske meinen Kopf nicht mehr fixierte, sondern ihn nur noch locker in der gewünschten Position zu halten vermochte. Ich musste noch stärker darauf achten, nicht die kleinste Bewegung zuzulassen. Mein Kampf um absolute Reglosigkeit wurde schwieriger. Einen Tag darauf, als ich tief in einem Erinnerungsfilm versunken wie eine ägyptische Mumie in der Röhre lag, überraschte mich plötzlich ein beharrliches Kitzeln in der Nase und ich spürte, dass ich es diesmal nicht schaffen würde, das Niessen zu unterdrücken. In diesem verheerenden Zustand, kurz vor der scheinbar unvermeidlichen und womöglich katastrophalen „Explosion", rief ich die gute Amma Amrita zu Hilfe. Ich besann mich meines kindlichen Betens und begann Amma anzuflehen, sie möge mir dabei helfen, nicht zu niessen. Nicht niessen! Ich konzentrierte mich ganz auf sie, sah sie vor mir, sah ihr

heiteres Lächeln, ihre liebevollen Augen, ihre anmuti-
ge Fülle, hörte ihr sonores Lachen. Der Hustenreiz zog
sich zurück. Ich hatte es geschafft. Ich? Eine nicht sehr
souveräne Ich-Erfahrung!

Aber mein Flehen hatte gewirkt, Amma hatte mir
geholfen. Der Erfolg dieser „Anbetung" oder „Fürbitte"
oder wie auch immer man diesen Gedankenstrom nennen mag, führte dazu, dass ich mich bei den folgenden
Bestrahlungen von Beginn an auf Amma konzentrierte,
sie mir bildlich vorstellte und sie anflehte, sie möge mir
helfen stillzuhalten.

Austern und Champagner

Am Ende eines weiteren Röhrenaufenthalts voller Bitt-
gebete überraschte mich die radiologische Assistentin
mit der Frage: „Gehe ich recht in der Annahme, dass
Sie über eine langjährige Meditationspraxis verfügen?"
„Geht so", antwortete ich zaghaft. Widersprechen konnte ich nicht, weil es mir zu peinlich gewesen wäre zu
erklären, dass ich nicht wusste, wie man meditiert und
ich einfach nur Amma anflehte in einer Art Mischung
aus katholischer Heiligenanbetung und hinduistischer
Guruverehrung.

Doch die Frage der Krankenschwester verstand ich
als grosses Kompliment. Sie gab mir neuen Mut und
versetzte mich in eine lange nicht mehr erlebte heitere
Stimmung. Ich brauchte mich heute nicht wie üblich in

der Cafeteria auszuruhen und begab mich direkt zum Bahnhof mit der Absicht, mich dort auf eine Bank zu setzen und in der verbleibenden Zeit bis zur Abfahrt der Bahn lieber das multikulturelle Hin und Her der Reisenden zu beobachten als die bedauernswerten Patienten und ihre Angehörigen bei Café und Kuchen in der Caféteria des Krankenhauses.

Auf der vergeblichen Suche nach einem Sitzplatz im Bahnhof stiess ich auf einige fröhliche Frauen und Männer, die um einen weiss gedeckten Stehtisch mit Austern auf Eiswürfeln, Champagnergläsern und Flaschen in edlen silbernen Kübeln standen. Ich konnte mich nicht mehr zurückhalten. Als wäre ich „der", welcher ich vor kurzer Zeit noch gewesen war, stellte ich mich cool in die nette Gruppe der fröhlichen Schlemmer und bestellte, als wär's das Selbstverständlichste für mich, ein Glas Champagner und drei Austern. Kaum hatte ich das Glas in meinen Händen, prosteten die Nachbarn mir zu und ich stiess kumpelhaft und mit einem mit aller Kraft herausgepressten „Santé", mit ihnen an. Dann setzte ich das Glas an meinen Mund und befürchtete schlimme Schmerzen. Doch der Geschmack verzauberte mich. Ich konnte das köstliche Getränk in kleinsten Schlückchen und mit viel Zeit, wie es sich für einen stilvollen Connaisseur gehört, ohne Schmerzen und ohne mein Gesicht zu verziehen geniessen. Die eisig kalten Austern glitschten beinah schmerzlos, wie Rodler die Eisbahn, den trockenen Hals hinunter und hinterliessen den vollen Geschmack des Meeres.

So ein Glückstag! Wie schön ist es doch, nach langer Entbehrung gustativer Höhenflüge endlich mal wieder Gaumenfreuden erleben zu dürfen.

Leicht angeschwipst kam ich zuhause an, Dorothea freute sich mit mir an meiner neu erwachten Lebensfreude. Wie lange nicht mehr, hatte ich an diesem Abend wieder Lust mit Dorothea, Anna und Peedy einen Film anzuschauen. Danach konnte ich ohne tiefgründige und abwegige Gedanken eine ruhige Nacht verbringen – einen Tag, einen Abend und eine Nacht wie einst.

Leider ließ sich diese exquisite Verpflegung in den folgenden Tagen nicht weiterführen, denn die Krankenkasse wollte nicht für die Kosten dieser alternativen Ernährungstherapie aufkommen. Der Versuch, von Champagner auf Sekt umzusteigen, scheiterte schmerzlich, während eisgekühlter Kaviar, anstelle von Austern, ebenso genüsslich und schmerzfrei den Hals hinunterrutschte, jedoch den finanziellen Aufwand nicht merklich zu schmälern vermochte.

Ein erholsamer Museumsbesuch

Der neue Tag begann wie immer mit der Nahrungsaufnahme. Dorotheas inständiges Zureden half, mir in einer immer länger andauernden Prozedur ein püriertes Müesli und eine Tasse Tee einzuverleiben. Danach torkelte ich auf schwachen Beinen den 80 Meter langen Fussweg von unserem Haus hinauf zur Strasse, wo Rainer auf mich wartete. Erschöpft wie nach einer Bergwanderung liess ich mich gerne in seinem alten und bequemen Daimler nieder. Ich genoss die Fahrt nach Singen und seine einfühlsame Musikauswahl, die das mühevolle Reden erübrigte.

An diesem Tag wurde ich dreimal in die Röhre gefahren, weil die Positionen nach der gewissenhaften Kontrolle von Dr. Ross nicht mit den fotografischen Bildern übereinstimmten. Beim ersten Mal musste meine Liegeposition korrigiert werden. Beim zweiten Mal wurde meiner lockeren Maske mittels kleiner Schaumpolster ein festerer Halt gegeben.

Als dann der Strahlenbeschuss ohne Gefahr von Kollateralschäden losgehen konnte, fragte ich mich, ob wohl der Zeitverlust die akribische Zeitplanung der onkologischen Abteilung durcheinander bringen würde oder ob die verlorenen 10 Minuten einfach der Bestrahlungszeit abgezogen würden. Weil ich in der Röhre aber das Zeitgefühl verlor, konnte ich dieses Geheimnis nicht lüften.

Im Gegensatz zu gestern waren heute meine Beine zu müde, um ohne Erholungspause zur Bahnstation zu gelangen. Ich setzte mich wieder in die Cafeteria und wartete auf die Rückkehr der Kräfte. Beim Anblick der Chäschüechli und Vermicelles auf Meringue in der Vitrine erinnerte ich mich mit Wehmut an die Lust, die ich einst an diesen Leckereien gehabt hatte. Ich wartete, ohne etwas zu essen oder zu trinken, bis ich mir den fünfminütigen Spaziergang zur Bahnstation zumuten konnte. Der dauerte heute jedoch länger und so sah ich nur noch die Rücklichter der Uetlibergbahn. Ich setzte mich auf eine Bank und wartete geduldig auf das nächste Bähnli, das mich verspätet zum Bahnhof brachte. Den Direktzug nach Singen hatte ich verpasst. In drei Stunden würde der nächste Direktzug fahren. Kurz entschlossen steuerte ich wieder das Champagnertischchen an. Doch als wär's ein Spuck gewesen, stand es nicht mehr dort, wo es mich gestern so beglückt hatte. Schade, diese Freude liess sich nicht wiederholen und so entschied ich mich spontan für einen Besuch im Schweizerischen Landesmuseum. Seit einem Schulausflug in meiner Jugendzeit war ich dort nicht mehr gewesen, aber ich wusste, dass es direkt gegenüber dem Bahnhof lag, für meine müden Beine gerade noch zu erreichen.

Dort angekommen erfreute ich mich an den historischen Wand- und Tafelbildern, an den bemalten frühgotischen Holzdecken, an den lebensgrossen Plastiken von Würdenträgern und Heiligen aus Patrizierhäusern, Gutshöfen und Kirchen, die hier aus allen Ecken der Schweiz zusammengetragen worden waren. Mit einigen Sitzpausen schaffte ich es bis in das 2. und 3. Stockwerk, wo in kleinen Räumen traditionelle Wohn- und Schlafzimmer aus den letzten Jahrhunderten ausgestellt wurden.

Ich war alleine auf weiter Flur, keine weiteren Besucher und keine Museumswärter weit und breit, als ich in eine mit Holz vertäfelte Bauernstube aus dem

18. Jahrhundert gelangte. Da stand und steht wohl heute noch ein mit Vorhängen versehener hölzerner Bettkasten. Auf dem mit Stickereien gedeckten Bett lagen viele traditionelle rot-weisse Kissen, wahrscheinlich aus Appenzell oder Palästina – ich kenne mich darin nur sehr schlecht aus – und eine hoch aufgeplusterte, daunengefüllte Decke mitsamt einem dazu passenden grossen, weich gefütterten Kissen. Noch vor kurzer Zeit wäre ich an dieser folkloristischen Schlafkiste eilig vorübergegangen, hätte die üppige, stilneutrale Ausstattung als Bauernkitsch und das Bettmonster als eine Futterstelle für Holzwürmer interpretiert und wohl kaum eines zweiten Blickes gewürdigt. Doch nun konnte ich nicht mehr von ihm lassen. Ich ging direkt darauf zu und stellte fest, dass sich die seitlich zusammengebundenen Vorhänge der Schlafstelle leicht lösen liessen.

Das Bett zog mich förmlich in sich hinein. Meine müden Beine konnten der Aussicht nicht widerstehen, es sich darin gemütlich zu machen. Ordentlich entledigte ich mich meiner Schuhe, schob sie weit unters Bett und stieg hinein. Ich zog den Vorhang zu und verkroch mich unter der dicken Daunendecke, vergrub meinen Kopf in dem rot-weiss karierten Federkissen und schlief so tief wie der Sonnenkönig in Versailles.

Ich weiss nicht, wie lange ich dort geschlafen habe. Niemand hat mich gestört und anscheinend hat auch niemand den Vorhang gelüftet. Als ich aufwachte, war es so ruhig wie zuvor. Ausgeruht und zufrieden stieg ich aus dem Bett. Die Decke hatte ich kaum zerdrückt, sie war noch so aufgeplustert wie zuvor. Dem Kissen konnte ich mit leichtem Schütteln seine ausstellungsgerechte Form zurückgeben und auch die Vorhänge band ich wieder fein säuberlich fest. Mit dem Bauch auf dem Boden liegend gelang es mir, die Schuhe wieder von weit unterm Bett hervorzukramen, und ich verliess glücklich und erholt das gastfreundliche Museum.

Leicht plagte mich das schlechte Gewissen, denn ich hatte die Gunst ausgerechnet an einem der seltenen kostenfreien Tagen genossen. Als ich dann pünktlich den Zug erreichte und trotz Überfüllung zur Feierabendzeit einen freien Sitzplatz fand, war mein Glück perfekt. Ich suhlte mich mit geschlossenen Augen lustvoll in der Erinnerung an meinen vorzüglichen Museumsbesuch als helvetischer Sonnenkönig im historischen Bauernbett. (Obwohl ich hier mit schelmischer Freude über das unvergessliche Mittagsschläfchen im Heimatmuseum berichte, weiss ich nicht, ob ich Ihnen dieses Erlebnis als Geheimtipp für ein kostenloses und störungsfreies Schläferstündchen direkt am Hauptbahnhof, mitten in der teuren Stadt Zürich, empfehlen kann? Oder ob durch diese Veröffentlichung die Aufsichtspersonen des Museums weitere Schlafbedürftige von ihrem Vorhaben abhalten oder, noch schlimmer, mitten im verdienten Schlaf stören werden.)

Überrascht war ich auch von meiner Zivilcourage, die mir wohl durch die Krankheit erwachsen war, denn „sowas" hatte ich vorher wirklich nicht gemacht. Ich fragte mich erwartungsvoll, welche Kaprizen mir mein krebsbedingtes Gemüt noch bereiten würde? Jetzt wo ich nichts mehr verlieren kann als mein Leben, wo mich nichts mehr ängstigt, ausser der Tod. Die Zugfahrt ging wie im Flug vorüber. Zuhause angekommen, schilderte ich in meiner aufgeheiterten Stimmung, wie schon am Vortag nach der Champagner- und Austernüberraschung, von meinem erholsamen Aufenthalt im Landesmuseum und meiner Verve, mich hemmungslos über Konventionen hinwegzusetzen, als wäre die Zeit von 1968 nie vergangen.

Später als gewöhnlich begab ich mich nach dem leidigen Abendessen ins Bett. Dank des erholsamen Mittagschlafes blieb ich lange wach. Nach den glücklichen Erlebnissen der letzten zwei Tage überkam mich ein Gefühl grosser Dankbarkeit.

Vierte Strahlenwoche

Als ich am nächsten Morgen aufwachte, schien mir die Sonne wieder direkt ins Gesicht. Ich verstand es als ein weiteres Zeichen, mich auch heute nicht von Trauer und Leid überwältigen zu lassen, mich auch an diesem sonnigen Spätsommertag wieder am Leben zu erfreuen. Es könnte ja bald zu Ende sein.

Bis zum Frühstück blieb ich noch eine gute Stunde im Bett, legte den Kopf in die Sonne und begann, freudvolle Erlebnisse der Kindheit zu memorieren. Welch ein Glück, in einem Land aufgewachsen zu sein, das nicht vom Krieg geschändet und verwüstet worden war! In eine kriegsmüde, friedvolle Zeit hineingeboren zu werden, wie es nur wenigen Generationen im kriegerischen Europa vergönnt war. Ich steigerte mich in die Überzeugung hinein, ein privilegierter Mensch, an einem privilegierten Ort, in einer privilegierten Epoche zu sein. Aufgewachsen in einer intakten Familie mit Vater und Mutter und fünf älteren Geschwistern, ohne Reichtum, ohne Elend, ohne Gewalt, ohne Missbrauch oder andere traumatische Schicksalsschläge.

Je länger ich in diesen Erinnerungen schwelgte, desto stärker empfand ich grosse Dankbarkeit für das „easy life", das mir beschieden war. Was war ich doch für ein Glückskerl! Gut gelaunt ob dieser Einsicht, hüpfte ich wie ein junges Reh aus dem Bett. Jedenfalls kam es mir so vor, auch wenn es sicher mehr dem mühevollen Aufstehen eines kranken Rehbocks ähnelte. Beim Hinabsteigen der steilen Treppe fühlte ich mich leichtfüssig wie eine Gazelle, obwohl ich mich mit beiden Händen an der Bambusbalustrade festhalten musste, und so trat ich mit geschwellter Brust auf Dorothea zu, die soeben in der Küche mein Müesli pürierte. Ich überraschte sie mit der pathetischen Begrüssung: "Was für ein wunderschöner Tag, mein Schatz!"

Auch beim qualvollen Frühstück hielt ich die positive Stimmung aufrecht, verbat mir jegliches Klagen und wünschte mir in der kurzen Zeit, die mir bis zur Fahrt nach Zürich verblieb, zusammen mit Dorothea im Garten zu arbeiten. Wäre Pflanzzeit gewesen, hätte ich liebend gerne einen Baum gepflanzt, was sich angesichts des Todes oder des Untergangs der Welt zu tun ziemt. Diese altruistische Geste hätte mir sicher gut getan. Doch ich genoss auch das weniger symbolträchtige Aufräumen von trockenen Ästchen, das Rechen der ersten Herbstblätter und das Auszupfen der letzten Springkräuter.

Glückliches Leben im Gleichschritt mit der Welt

Auf der Fahrt nach Zürich hielt mein munterer Gemütszustand an. Ich räsonierte weiter über meinen privilegierten und glücklichen Lebensweg, aufgewachsen in einer Familie ohne Renommee und Reputation, aber glücklich und zufrieden, wie schon Tolstoi wusste: "Glückliche Familien haben keine Geschichte".

Als ich präzise positioniert in der Röhre lag und bereit war, mich dem Strahlenbombardement hinzugeben, verführte mich die muntere Stimmung, zusammen mit dem Resumee meines Lebensweges, zu der verwegenen Mutmassung, dass meine Entwicklung zeitgleich mit bedeutenden politischen Ereignissen einhergegangen war. Bestand womöglich eine Parallele zwischen meiner persönlichen Entwicklung und der Entwicklung der modernen Welt? Ich spürte, wie dieser bedeutungsträchtige Gedanke mein Selbstwertgefühl aufplusterte, ebenso wie es die Bettdecke gestern im Landesmuseum getan hatte, und ich musste mich in Acht nehmen, den Kopf nicht über das Bestrahlungsfeld hinaus zu strecken. Ich gefiel mir in der selbstherrlichen Pfauenhaftigkeit und wollte darum nicht mehr von diesen Gedanken lassen. Also spekulierte ich munter weiter. War es nicht meiner Entwicklung förderlich gewesen, dass sich mein kindliches Gemüt in der kitschig-heilen Welt der 50er Jahre entfalten konnte? Und fand mein kindliches Wachstum seine Entsprechung im fulminanten Wachstum der Wirtschaftswunderjahre? Als mir im Alter von 9 Jahren die ersten Zweifel an der vorgespielten Harmonie der Welt mit ihren „Oh mein Papas", „knallroten Gummibooten", „Itsi titsi teeny weenie Honolulu Strandbikinis" erwuchsen, wurden diese nicht just da durch den Einmarsch der Russen in mein geliebtes Fussballwunderland Ungarn bestätigt? Und war es wiederum nur ein Zufall, dass meine pubertätsbedingte Sinnkrise von der Kubakrise und der Gefahr eines Atomkriegs begleitet wurde? Führte wiederum auch nur ein glücklicher Zufall dazu, dass ich genau im Alter von 21 Jahren als Student in Deutschland in die 68er Revolte hineinschlitterte? War es nicht eine aussergewöhnlich glückliche Fügung, an der Hochschule nicht den traditionellen akademischen Anforderungen folgen zu müssen, sondern zum „Angriff auf die Autoritäten" und zum „Versuch der Befreiung" aufgerufen zu werden? Ich empfand es als eine äusserst glückliche Gnade, genau mit dem Erreichen der Vollmündigkeit aufgefordert zu werden, das Hergebrachte kritisch zu hinterfragen, alternative Liebes- und Lebensformen erproben zu dürfen, mit Drogen zu experimentieren und mich selbst und damit auch die Welt neu zu erfinden. So erlebte ich eine Welt mit der „Phantasie an der Macht", konnte ohne Widerstand „den Strand unter dem Asphalt" freilegen und durch den Abbau der Alpen hatte ich „freie Sicht aufs Mittelmeer". Alles untermalt und begleitet von neuen Klängen, psychedelischem Sound und der elektrischen Gitarre von Jimi Hendrix, seinem „Ladyland", dem „All you need is love" der Beatles und dem „I can't get no satisfaction" der Stones.

Wiederum 21 Jahre später im Alter von 42 Jahren, als ich vernünftig und so herzlos geworden war, dass ich nicht mehr an den Anarchismus und auch nicht mehr an den Kommunismus glaubte und neue Perspektiven für das hereinbrechende Alter ins Auge fassen musste, implodierte genau in diesem Jahr 1989 der marode Sozialismus. Und wieder waren ich und die Welt um mich herum zu einem Neuanfang herausgefordert. Doch ebenso wenig wie ich meinen Arbeitsaufwand verringerte und die Weichen in Richtung einer besonnenen und ruhigeren Zukunft stellte, um dem steigenden Blutdruck entgegenzuwirken, nutzte auch die vom Kalten Krieg befreite „freie" Wirtschaft die Gelegenheit nicht, um weniger ausbeuterische, zerstörerische und dafür ressourcen- und leistungssparende Lebensbedingungen zu schaffen. So scheiterten wir gemeinsam auf dem Weg, friedlichere, gerechtere, naturnahe, harmonische und nachhaltige Verhältnisse zu schaffen.

Der wirtschaftliche Kampf ums Überleben der westlichen Gesellschaften erinnerte mich an meinen eigenen. Die Gleichzeitigkeit nährte meine Vermutung, dass parallel zu meiner Erkrankung auch die Welt an Krebs erkrankt sei: Befindet sie sich nicht auch in einem Überlebenskampf, mit Zerfallserscheinungen und Wucherungen, wohin man schaut? Verliert sie nicht ebenso viele Bäume in den Regenwäldern wie ich Haare auf dem Kopf? Gehen wir womöglich gleichzeitig unter? Kann ich mein Ende mit Hilfe der Medizin ebenso lange überlisten und verhindern oder wird es schlagartig zusammenbrechen, wie vielleicht auch die kranke und fragile Welt um mich herum? Wer kollabiert zuerst? Oder kollabieren wir vielleicht zusammen?

Mit dem Erklingen des Summtons, der das Ende der Bestrahlung anzeigte, beendete ich diese wohltuend überheblichen Gedankengänge, faltete mein Federrad wieder zusammen und entstieg der Bahre. Mit großer Wahrscheinlichkeit vermittelte ich in diesem Moment eher den Eindruck einer gerupften Gans als den eines Pfaus, auch wenn ich mich wie einer fühlte.

Chemotherapie mit Cisplatin und Plattitüden

Kaum aus der Röhre befreit und verabschiedet von der Assistentin mit dem holländischen Akzent, packte ich meine Kleidungsstücke unter den Arm und fuhr mit dem Aufzug in die 4. Etage. Hier legte ich mich auf das bereitstehende Bett, über dem an einem Kragarm schon die zwei schicksalsträchtigen Flaschen hingen. Die Krankenschwester dieser Abteilung erinnerte mich wegen ihres Ostschweizer Dialekts und ihrer abschätzigen Art an meine Klavierlehrerin. Auch heute vermied sie es wieder, nach einer mehr förmlichen als freundlichen Begrüssung, mit mir zu reden oder ihre Handlungsabsichten zu erklären. Sie schob mir, ohne zu fragen, wie es mir gehe und ob es schmerze, die Injektionsnadeln in die Vene, setzte routiniert die Schläuche darauf und regulierte mehrmals die Geschwindigkeit der Tropfen, so dass die Therapie keinesfalls länger dauern würde als die dafür eingeplanten zwei Stunden. Dann begab sie sich wieder zu meinen Bettnachbarn. Sie wandte sich geschwätzig mal dem einen, mal dem andern zu. Ich kam mir vor wie in einem Friseursalon und konnte keinen eigenen Gedanken und Spekulationen mehr folgen. Im Unterschied zur meditativen Ruhe und Gelassenheit in der Röhre, kam ich hier nicht umhin, den schlichten Konversationen zuhören zu müssen.

Es war die 4. Chemotherapie mit Cisplatin und Plattitüden, die mir an diesem Donnerstagnachmittag verabreicht wurde. Wie schon bei den vorangegangenen Behandlungen dieser Art verschlechterte auch diese Therapie meinen körperlichen Zustand markant. Schwindelgefühle, Magenverstimmungen und Ohrensausen gesellten sich zum allgemeinen Schwächezustand. Der anschliessende Fussweg vom Spital zur Bahnstation, das Umsteigen im Hauptbahnhof Zürich und die Weiterfahrt nach Singen wurden nach diesen kombinierten Strahlen- und Chemotherapietagen zu einem riskanten Abenteuer mit ungewissem Ausgang.

Wie ein Bergwanderer im Nebel war ich deswegen jeden Donnerstag froh, wenn ich unbeschadet wieder zuhause ankam. Heute und an allen noch bevorstehenden Chemotagen wollte mich Vreni abholen und zum Zug begleiten. Ich nahm ihr Angebot nur ungern an, denn ich hätte es viel lieber alleine geschafft, aber das war leider, vollgepumpt mit dem Chemiemix, nicht mehr möglich. Die Schwächung des Körpers durch die

Strahlen, die Chemie und die ungenügende Ernährung zwangen mich zu immer weiteren Einschränkungen. Lesen und selbst Fussballspiele im Fernsehen, aber auch Musik oder Hörspiele im Radio stressten mich. Selbst die besten Freunde musste ich bitten, von Besuchen abzusehen. Gespräche strengten mich an und mitleidvolle Gesten konnte ich nicht ertragen.

Tag um Tag begab ich mich früher zu Bett, weil ich meine Lieben nicht durch meinen erbärmlichen Zustand mit in den Abgrund meiner Misere reissen wollte. Meist wachte ich nach kurzer Zeit wieder auf, musste nachdenken, zurückdenken, vorausdenken, alles wieder und wieder durchdenken, überdenken, Neues ausdenken. Wie ein Getriebener, der in der kurzen ihm noch verbleibenden Zeit Antworten auf alle offenen Lebens- und Todesfragen finden musste. Von den Höhenflügen in phantastische Welten, mit der Absicht mich von der bedauerlichen Wirklichkeit abzulenken, stürzte ich meist schnell wieder ab und landete erneut in den Niederungen von Schmerz und Trauer.

Die Gammastrahlen, das Cisplatin und die von ihnen ausgelösten konfusen Gedankengänge führten dazu, dass der Zerfall immer schneller voranschritt, die Tage noch leidvoller, die Nächte noch länger und meine Angst vor dem Sterben noch grösser wurden.

Nun ist die Welt so trübe nicht mehr

Es war das erste Mal seit meiner Erkrankung, dass es am Morgen beim Aufwachen regnete. Der Ausblick erschien mir wie ein trübes, graues Nichts. Nichts war zu sehen: keine Berge, keine Hügel, kein Wald, kein Baum, keine Wolke, kein Vogel, nur dieses neblige, regnerische Grau in Grau. Meine Stimmung verschmolz mit ihm. Meine Sinne schienen sich aufzulösen. Ich sah nichts, hörte nichts, empfand nichts, roch nichts, schmeckte nichts. Alles kam mir bedeutungslos vor und ich fragte mich, was der ganze Aufwand eigentlich noch sollte? Warum mich weiter quälen? Mir diese Schluckschmerzen antun? Mich immer wieder auf den weiten Weg in die Röhre zwingen? Warum das Ende hinausschieben? Wäre es nicht einfacher, alles sein zu lassen? Loszulassen? Und wenn mich dann die Schmerzen quälten, könnte ich diese doch mühelos mit Morphium vertreiben. Ist es nicht ohnehin müssig gegen den Tod aufzubegehren? Aber nein! Ich bin noch nicht so weit. Selbst Grau ist eine Farbe und solange ich noch sehen, stehen und gehen kann, will ich dies tun.

Also schaffte ich es auch an diesem grauen Morgen wieder zur Frühstückstortur, den Naturweg hinauf zum Auto, zur Bahn, durch die Bahnhofshalle in Zürich ins Üetlibergbähnli, zu Fuss ins Spital, zu einem weiteren bewegungslosen Aufenthalt in die Röhre und danach den ganzen Weg wieder zurück. Als ich unbeschadet zuhause ankam, Anna, Jojo und Jona waren für ein paar Tage zurück nach Berlin gefahren, fand ich auf dem Tisch einen Zettel. Dorothea teilte mir mit, dass sie heute selbst einen Arzttermin in Überlingen habe, noch Einkäufe tätigen wolle und erst am frühen Abend wieder zurück sein werde.

Ich liess mich auf dem Sofa im Wohnzimmer nieder und wollte, um nicht so schnell wieder in Trübsal zu versinken, es meinen leidvollen Erfahrungen zum Trotz mal wieder mit Musik versuchen. Ich bewegte mich zum CD-Schrank und überlegte, mit welcher Musik ich mich ablenken könnte. Auf Anhieb fiel mir nichts ein, also zog ich eine CD nach der anderen aus dem Regal: Die einst geschätzten Rock- und Jazzgrössen von Talking Heads bis Prince, von Keith Jarrett und Laurie Anderson bis Terry Riley und Steve Reich fielen alle meiner Ungnade zum Opfer, selbst die zu meinem inneren Blues passende Motown-Musik von Stevie Wonder bis Marvin Gaye wollte ich mir nicht antun.

Auch das zweite Regal mit den vielen einst so geschätzten Musikperlen aus der weiten Welt, von Ravi Shankar bis Oum Kalsum, von Nusrath bis Bregović, die sardischen Männer- und die korsischen Frauenchöre sprachen mich nicht an, auch nicht die in meiner Jugend geliebten Chansons von Brassens, Brel und Barbara.

Jetzt blieb nur noch das Regal mit der klassischen Musik. Aber auch hier musste ich eine CD nach der anderen zurückweisen. Bach empfand ich zu ernst, Mozart zu heiter, Vivaldi zu festlich, Haydn zu hölzern, Beethoven zu pathetisch, Schumann zu traurig, Brahms zu vertrackt, Schostakowitsch zu bombastisch, Dvořák und Smetana zu romantisch, Messiaen zu spirituell, Hamel zu harmonisch, Pärt zu wohlig, Glass zu dürftig. Keine Musik wollte mir gefallen. Ich war drauf und dran die Suche aufzugeben und verglich meine Ohren mit dem wunden Hals: Waren sie etwa auch ausgetrocknet, schmerzten mich darum die Klänge im Ohr so wie die Speisen im Hals? Doch wenn dem so wäre, so müsste es auch Champagner und Kaviar für die Ohren geben. Also wühlte ich weiter und zog aus der 20 Solisten umfassenden Klassik-Edition der „Zeit" die Scheibe von Dietrich Fischer-Dieskau heraus, die einzige, die ich bisher noch nicht gehört hatte. Ich kannte sie nicht, darum konnte ich auch nichts gegen sie haben, und so schob ich die CD in den Player und legte mich zurück aufs Sofa.

Schon das allererste Lied, „Gute Nacht" aus dem Zyklus „Die Winterreise" von Franz Schubert, durchdrang mit seiner bezaubernden Melodie, der traurigen Liebesgeschichte und der einfühlsamen Stimme meine Ohren ganz ohne Schmerzen und traf mich direkt ins Herz. Ich musste das Lied immer und immer wieder anhören, es sogar lauter stellen, bis ich es mitsummen und mich in ihm verlieren konnte. Weil ich ganz alleine war, schaffte ich es dann sogar, nach dem Weiss-ich-nicht-wievielten-Zuhören und Mitsummen zu schluchzen und zu weinen und am Ende gar zum ersten Mal seit meiner Kindheit, zum ersten Mal in meinem Leben als Erwachsener, wie ein Schlosshund zu heulen. Es war wie eine Reinigung, das Lösen eines Knotens, wie eine Wanderung im klirrend kalten Winter: Trauer als ein Ausweg aus der Trauer. Schubert hat mir geholfen. „Nun ist die Welt so trübe" nicht mehr.

Vielen Dank für diesen musikalischen Champagner! Gut habe ich die ganze Flasche leer gehört, denn als Dorothea heimkehrte und mitbekam, was ich mir da antat, war sie sehr überrascht und verstand nicht, wie ich mir die Ohren mit diesem klassischen Kunstgesang volllaufen lassen konnte.

Am nächsten Morgen regnete es nicht mehr, aber schwere, dunkle Wolken zogen weiterhin von Westen her über den Weswald. Unten am Krebsenbach (so heisst der Bach wirklich) „kochten wieder die Hasen" und liessen ihre nebligen, vom Regen kündenden Schwaden aufsteigen. Der Wetterlage entsprechend bewegte sich auch mein Gemütszustand weiter im Graubereich. Ebenso wie mein Leiden, nahm ich auch das Leid der Welt wahr. Es verband sich mit meinen eigenen körperlichen Schmerzen und seelischen Qualen. Bald wusste ich nicht mehr, an was ich mehr litt, konnte die seelischen und körperlichen Schmerzen nicht mehr vom Weltschmerz unterscheiden.

Deprimiert und widerwillig begab ich mich auf die Fahrt nach Zürich. Im Zug blickte ich lustlos aus dem Fenster. Wie war doch alles grau und hässlich. Überall hässliche Häuser, zufällig in die Landschaft gestreut, aneinandergereiht oder chaotisch gemischt, lieblose, ungestalte, viel zu gross geratene und schäbige Lagerhallen, Industriebetriebe, Wohnblocks und immer wieder Einfamilienhäuser und Zweifamilienhäuser, überall Häuser. Hässliche Häuser. Je näher wir Zürich kamen, desto mehr verdichteten sie sich zu immer grösseren Ballungen.

Und wieder beschäftigte mich die Frage: Treibt der Krebs auch draussen in der Welt sein Unwesen? „Wie innen so auch aussen", wie in mir auch draussen in der Landschaft? Sind diese hässlichen, übers Land verstreuten, gestalt- und formlosen Klötze, Kuben und Blöcke alles Wucherungen und Metastasen, ebenso ungewollt und ungeplant, schmerzvoll und zerstörerisch wie mein Krebs? Warum gibt es dafür keine Therapie? Warum wird nicht versucht, auch sein Wachstum zu stoppen und die Natur zu retten?

Mit vorher nicht gekannter Abscheu betrachtete ich die überbaute Landschaft, die Siedlungen, die unablässig an mir vorbeizogen, wo nur noch wenige Kirchtürme und historische Bauwerke an die ehemals anmutigen Dorfstrukturen erinnern, die jetzt von Wirtschafts- und Verwaltungsmonstern verschluckt werden und zum Grossraum Zürich-Nord verschmelzen. Ein krebstypischer No-Name wie mein eigener Krebs. So wie ich meinem Krebs aus purer Abscheu keinen Namen geben würde, will auch niemand diesen undefinierten, struktur- und charakterlosen Wucherungen einen Namen geben. Also werden sie Agglomerationen genannt. Ein Begriff, der aus der Medizin entliehen sein könnte und ebenso wie Malignom und Karzinom eine Häufung, Ballung, Ansammlung meint, also eine andere Umschreibung für Krebs.

Ich war froh am Hauptbahnhof Zürich in die Üetlibergbahn umzusteigen und hoffte damit auch die Gedanken auf andere Gleise lenken zu können.

Es regnete stark, als ich aus dem Bähnchen stieg, und weil ich den Regenschirm vor Aufregung im Zug liegen gelassen hatte, erreichte ich das Krankenhaus völlig durchnässt, unterkühlt und deprimiert wie selten zuvor. Erinnerungen an schwere Gedanken tauchten auf, die mich schon vor der Krebserkrankung bei einem Skiausflug auf meinen Heimatberg „Pizol" im vergangenen Winter überwältigt hatten. Ich wollte ihnen entfliehen, mich mit privaten Geschichten beschäftigen, aber es gelang mir nicht und so folgten sie mir in die Röhre hinein.

Passend zu dem regnerischen und deprimierenden Tag, musste ich nach den Kontrollfotografien wieder aus der Röhre herausgefahren werden, weil ich falsch festgeschnallt worden war. Ich musste weiter vorrutschen und auch die Kopfauflage und die Maske wurden neu justiert. Kein einfacher Tag. Erst nach weiteren Korrekturen meiner Position und etlichen Kontrollfotografien, konnte die Bestrahlung der hoffentlich schon grossräumig zerstörten Agglomeration in meinem Kopf beginnen. Ich hatte seit langem zum ersten Mal wieder Angst, heute könnte mir das unbewegte Liegen misslingen, wenn ich es nicht schaffte, meine Gedanken vom ärgerlichen Thema abzuwenden.

„Lueged vo Bärge und Tal"

Kaum war das Startsignal verklungen, führten mich meine Gedanken, ohne dass ich sie abzuwehren vermochte, wieder zu einem Skiausflug im letzten Winter in mein Heimatdorf Wangs und von dort hinauf zum Pizol. Das rührige Lieblingslied meiner Kindheit „Lueged vo Bärge und Tal" handelt von einem anderen Ausblick ins Tal als dem, der sich mir bot. Der Autor des Liedes konnte nicht ahnen, dass man heute besser beraten war, durch eine rosa Sonnenbrille von den Alpen hinab in die Täler zu schauen.

Als ich der Gondelbahn entstieg und fahrbereit auf meinen Skiern stand, war es mir nicht möglich loszufahren. Ich musste unentwegt auf mein Heimatland, das Sarganserland, hinunterblicken und wollte nicht glauben, was ich sah: Die Wiesen und Felder meiner Grossmutter gab es nicht mehr. Die Räume zwischen den Dörfern, zwischen Sargans, Mels, Wangs und Vilters, waren grossflächig überbaut worden und die gewachsenen Dörfer nicht mehr als eigenständige Siedlungen zu erkennen. Sie waren zu einer einzigen Agglomeration verschmolzen. Man konnte sie nur noch erahnen, weil die historischen Häuser, Burgen und Kirchen auf

Anhöhen an den Rändern des Tals gebaut waren, zum Schutz vor den Überschwemmungen des Rheins und um den fruchtbaren Talgrund der Landwirtschaft und den Fröschen zu überlassen.

Gekränkt über den Anblick der grossräumig überbauten Heimat, fuhr ich recht „abgeturnt" die kurze Strecke hinunter zum Sessellift. Dort sprang ich lustlos in den Sessel, zog widerwillig den Sicherheitsbügel herunter und liess die Skier hängen. Den Blick nach oben gerichtet, schaltete ich auf den Erinnerungsfilm im Kopf, erinnerte mich, wie ich als Schulkind in einem Ferienurlaub mit meinen jüngeren Geschwistern, der Grossmama, mit Onkel Josep und Tante Luzia, Cousins und Cousinen auf dem Heuwagen ins grüne Tal hinaus auf die Felder und Weiden der Grossmutter gefahren war, wie wir mit hölzernen Heugabeln das Heu hoch in die Luft gezwirbelt hatten und wie wir nach der anstrengenden Arbeit zusammen zum Zvieri auf ausgebreiteten Tüchern auf dem Boden sassen, Apfelsaft tranken und aus grossen Körben die mitgebrachten Brote mit Käse und Wurst vesperten, wie wir danach das getrocknete Heu mit den Gabeln auf den Holzwagen luden, wie die Grossmutter ihren breiten Rechen über das Stoppelfeld zog, damit auch kein Hälmchen übrig blieb, und wie wir gegen Abend auf dem duftenden Heuwagen triumphierend ins Dorf zurückkehrten. Der köstliche Duft vom frisch getrockneten Heu zog mir durch die Nase. Diese Erinnerung hob meine Laune. Oben angekommen sprang ich frohgemut vom

Sessel und fuhr, ohne weiteren Blick ins Tal, von der Pizolhütte in vielen Schwüngen bis zur Gaffia. In dieser Berghütte hatte ich als Kind viele Ferientage und -nächte verbracht. Hier setzte ich mich auf die Terrasse mit dem Rücken zum Tal, den Blick zur Sonne gewandt. Geblendet schloss ich die Augen, genoss den Kaffee und verlor mich wieder in meinen ungetrübten Kindheitserinnerungen.

Ich sah mich mit meinen zwei jüngsten Schwestern Ursi und Vreni auf dem Heimweg von einem Besuch bei einer Grosstante im Nachbardorf Mels zurück nach Wangs. Mit Storchenschritten bewegten wir uns mühsam vorwärts, um keinen der unzähligen wild durcheinander hüpfenden Frösche zu zertreten. Die Grossmutter hielt sie für ein Geschenk Gottes, weil ihre Schenkel den grössten Leckerbissen darstellten, der sich dem armseligen Bauernleben bot. Meine Schwestern erzählten mir, dass die Grossmutter, wie viele andere Bauern, diese Frösche in grossen Blecheimern sammelte. Doch beim Abtrennen der Schenkel durften auch sie nicht dabei sein. Am Abend assen wir wie französische Gourmets am grossen Küchentisch mit Lust und Begeisterung die zarten, in Bierteig frittierten Schenkel.

Ich sehe noch heute in bester Bildqualität die grossen Teller mit den hochaufgetürmten, feinsäuberlich abgenagten Knöchelchen vor mir. Ich kann mich an keine andere Speise erinnern, die von uns Kindern mit gleicher Begeisterung genossen wurde und an die allgemeine Freude bei uns zuhause, wenn die Grossmutter anrief und Bescheid gab, dass sie eben wieder einen Eimer mit Froschschenkeln per Bahnpost nach St. Gallen geschickt hatte, und wie Erich, mein älterer Bruder in grosser Vorfreude, so schnell er konnte, loslief, um den Kübel am Bahnhof abzuholen. Diese kulinarischen Erinnerungen weckten meinen Appetit und ich befriedigte ihn notdürftig mit einem Nussgipfel. Dann begab ich mich wieder auf die steile Abfahrt hinunter zur Furt.

An der Bergstation angekommen, wartete ich in einer langen Schlange auf die Gondel, die mich wieder hinunter nach Wangs bringen würde. Als ich einen Platz fand, wehrte ich mich nicht mehr gegen den Blick ins Tal, sondern setzte mich, ihm trotzig zugewandt, in die Gondel und fand es spannend, hoch oben in der Luft hängend, diesem Siedlungsallerlei wie mit einem Zoom näherzukommen und die einzelnen Bauobjekte immer detaillierter erkennen zu können. Dabei stellte ich mir vor, wie die Häuser, Bauklötze und Schachteln immer weiter über die Landschaft wuchern und noch die letzten verbliebenen Grünflächen überdecken würden, wie sie sich bald bis zu den Churfirsten hochfressen, sich der prägnanten Gonzen-Südwand bemächtigen würden. Vielleicht würde man die Felswand dann als Werbefläche nutzen oder als Projektionsfläche für Naturfilme. Ich sah, wie das Agglo-Karzinom bis zum Walensee weiterwucherte und sich im Norden bis zum Bodensee ausbreitete. Es würde gewiss auch vor diesen Wassermassen nicht haltmachen und die Seen mit künstlichen Inseln überdecken.

Wuchert dieser Landschaftskrebs nicht überall auf der Welt? Wachsen sie nicht überall, diese dörfer-, städte- und naturverschlingenden, namenlosen Metastasen? Zerstören sie nicht die Lebensgrundlagen der Menschen ebenso wie mein Karzinom das Gehirn, den Körper, meine Lebensgrundlage? In jedermanns Heimat breiten sie sich aus, vielerorts noch rasanter und noch scheusslicher als hier, auch in Dorotheas Heimat in Ulm, um Ulm und um fast alle Städte herum. Sie verschonen auch nicht die schönsten: nicht Venedig und Vilnius, nicht Salzburg und Regensburg, nicht Klagenfurt und Erfurt, nicht Bern und Brügge, nicht Görlitz und Cordoba, kaum eine Stadt und Region in Europa und in der ganzen wachstumsverrückten Welt.

Diese Gedanken brachten mich in Rage. Ich konnte von grossem Glück reden, dass ich trotz dem inneren Furor meine körperliche Ruhe bewahrte und einmal mehr unbeschadet aus der Röhre fand. Nein, so eine negativ aufgeladene Bestrahlung wollte ich mir nicht nochmals antun. Warum sollte ich mich mit baulichen, völlig unerbaulichen Wucherungen herumplagen, wo es im Moment alleine um meine Wucherung ging? Warum sich mit der Rettung der Welt beschäftigen, wo doch die eigene Rettung viel näher liegt?

Fünfte Strahlenwoche

Bezaubernde Orte

„Denk an schöne Sachen und Erlebnisse, erinnere dich an wundervolle Orte oder tolle Menschen", empfahl mir Dorothea, als ich mich ins Bett begab. Kaum hatte ich es mir bequem gemacht, besann ich mich des weisen Spruchs, den mir im Frühjahr auf dem Africa Festival in Würzburg ein Gewürzhändler aus Gambia mit auf den Weg gegeben hatte: "Wenn du schon nicht weisst, wohin du gehst, so schau zurück, woher du kommst." Also begab ich mich auf den Weg zurück und memorierte die bezauberndsten Orte, die mir spontan einfielen. Als Erstes landete ich in Afrika und erinnerte mich an den Versuch, einen Weg heraus aus der Medina, dem altstädtischen Irrgarten von Fez zu finden. Der penetrante Geruch der Gerber stieg mir wieder in die Nase, aber auch der Geruch der Färber, deren bunte Färbewannen ich vor mir sah. Die Gerüche haben sich mir, hier in Marokko, ebenso stark eingeprägt wie die Bilder.

Dann bewunderte ich die Ruhe der Kobrabeschwörer, die Ausdauer der Tänzer, die Penetranz der Bettler und den Fleiss der Tajineköche auf dem Djemaa el Fna in Marrakesch. Ich blickte wieder auf die kleine Insel im Meer vor Essaouira, die einer Legende nach Jimi Hendrix zu seinem grossartigen Song „Castles made of sand" inspiriert haben soll. Dann sah ich mich in Ägypten, der Zeit entrückt, auf dem Nil bei Assuan unter dem Segel einer Feluke liegen, auf den Wind wartend, der uns wieder zurück ans Ufer bringen würde. Schwerelos glitt ich, wie ein Fisch unter anderen, stundenlang mit meinem Schnorchel durch das Rote Meer und folgte den fantasievollen, bunt schillernden Fischchen an den Korallenriffen.

Auf Pantelleria wärmte ich mich in einer warmen Süsswasserquelle nahe einer Meeresklippe. Dann lauschte ich begeistert einer Zigeunerkapelle in einem Café in der Altstadt von Krakau. Als Jugendlicher hatte mich die Darbietung einer ungarischen Csárdásgruppe in der Tonhalle St. Gallen begeistert. Sie brannte sich damals so tief in mein Gedächtnis ein wie das Flamencokonzert, zu dem mich kurze Zeit darauf mein Schwager in Madrid einlud.

Prompt kam mir das legendäre Woodstock-Festival in den Sinn, das ich haarscharf verpasst hatte, weil ich alle spontanen Einladungen zum „grössten" Festival ablehnte. Ich war erst wenige Tage zuvor zu einem Studienaufenthalt in New York angekommen und da mir zu diesem Zeitpunkt dort alles als „das Grösste" erschien, plante ich beim nächsten, noch grösseren Festival dabei zu sein.

Die unangenehme Anekdote unterbrach meine musikalischen Erinnerungsreisen und ich schmeckte lieber in Gedanken noch einmal das zarteste Steak aller Zeiten nahe dem Times Square in New York. Dann versuchte ich, die unfassbaren Dimensionen des Grand Canyon vor mir auszubreiten, aber mein innerer Bildschirm erwies sich als zu schmal, um dessen Weite zu erfassen.

Gerne erinnerte ich mich an die Liebesnacht mit Dorothea mit dem Café-au-lait-au-lit in dem kleinen Hotel in der Altstadt von Lyon und an unser Liebesglück in der vermeintlich menschenleeren oberschwäbischen Natur, als wir nach der Rückkehr aus dem siebten Himmel einer Wandergruppe nachschauten, die just im erhabensten Moment an uns vorbeigelaufen sein musste. Auch diese Peinlichkeit lenkte den Strom meiner Erinnerungen wieder in eine andere Richtung: Ich sah mich unter vollem Körpereinsatz die schwere Tür unseres Ferienhauses in Ardez öffnen, vor der sich über Nacht meterhoch der Neuschnee abgeladen hatte, bevor ich durch den tiefen, frischen Schnee stapfte, um beim Bäcker ofenwarme Brötchen fürs Frühstück einzukaufen.

Nun, bei den Urlaubsabenteuern angelangt, plätscherten die Erinnerungen wie ein Wasserfall auf mich herab. Ich befand mich wieder mit vielen 68er Studenten und Studentinnen aus Barcelona auf der Dachterrasse eines verlassenen Hauses in den Pyrenäen. Auf einen Schlag, wie ein kollektives symbolisches Zeichen für den Beginn einer neuen Zeit, rissen wir uns die Kleider vom Leib und begannen aus Freude über die eben errungene Freiheit aus vollen Kehlen zu singen und zu tanzen. Albert Hofmann verdankten wir diese Freude und dreissig Jahre später erlebte ich die gleiche Freude wieder, als es uns, der ganzen Familie und einigen Freunden, gelang, im menschenreichen Indien, morgens um vier Uhr, mit genügend Verpflegung loszuwandern, um ohne indischen Begleitschutz den Tag auf einem Berg bei Hampi zu verbringen. Diese Erinnerung führte mich weiter zurück zu einem unvergesslichen Erlebnis in der ägyptischen Wüste. Dorothea und ich wollten von den Pyramiden in Giseh zu den Pyramiden von Sakkara wandern. Auf dem Weg dahin wurden wir von vielen Kameltreibern, Esel- und Pferdeverleihern, Getränke- Nüsse-, Früchte-, Schmuck- und Nippesverkäufern belagert, so dass wir bald keine Verpflegung und keinen Piaster mehr in den Taschen hatten. Daraufhin drehte sich das Geschehen um: Als die nächsten Reittieranbieter und Verkäufer kamen und sahen, dass wir völlig abgebrannt und ohne Verpflegung durch die Wüste liefen, wurden wir freundlich mit frischem Mineralwasser, Datteln und Früchten versorgt und auf Kamele gesetzt. Nach Ankunft im Niltal vertraute man uns einem Eseltreiber an, der uns im Schatten der Palmen in sein Haus am Rande der Wüste brachte und zu einem gemeinsamen Essen mit seiner grossen Familie einlud. Danach brachte uns der Nachbar auf seinen Eseln durch die Dunkelheit zur nächsten Busstation. Er wartete lange mit uns auf den Bus und stieg, als dieser endlich kam, vor uns ein, um beim Busfahrer unsere Tickets zum Tahir in Kairo zu bezahlen.

Es hat für mich etwas unvergessliches und märchenhaftes, wie wir zu Beginn unserer Wüstenwanderung so lange belästigt wurden, bis wir uns von allem Besitz befreit hatten, und wie uns danach, als wir nichts mehr hatten, alles gegeben wurde, was wir brauchten. Wie gerne denke ich zurück an diese zauberhafte orientalische Welt, aus der wir heute in den Nachrichten und Zeitungen nur noch Berichte von Krieg, Mord- und Schandtaten empfangen.

Aus Liebe zu diesen Menschen und aus Bewunderung für ihre historischen Leistungen und Künste stieg ich nochmals die Treppen hinauf zum Tempel von Hatschebsud, besuchte die Ibn-Tulun-Moschee in Kairo, die Hagia Sophia in Istanbul und die Mezquita in Cordoba.

Ich rief mir die wundervollen Bauwerke ins Gedächtnis, die ich in meinem Leben gesehen hatte: Die Dome in Köln und Mailand, Basiliken in Weingarten und Rom, Kathedralen in Paris, Chartres, Bourges, Barcelona und Cordoba, Klöster in Maulbronn und Sénanque, Tempel und Pagoden in Indien. Mir wurde warm ums Herz. Wie vielen grossartigen und liebenswerten Menschen war ich doch begegnet, welch überwältigende Landschaften und wundervolle Baukunstwerke und Städte hatte ich sehen und erleben dürfen! Was für ein reiches Leben!

Zu den beglückenden Erinnerungen und dem Gefühl tiefer Dankbarkeit gesellte sich der Vollmond. In meiner sentimentalen Verfassung wirkte er auf mich wie ein schicksalhaftes Zeichen für die Versöhnung meiner glücklichen Vergangenheit mit dem prekären Jetzt. Im Lichtschein des Mondes und meinem schwärmerischen Gemütszustand erschien mir die gegenwärtige Situation gar nicht mehr so misslich. Als wären neue Kräfte in mir erwacht, stopfte ich alle verfügbaren Kissen hinter meinen Rücken und beobachtete im Sitzen, wie gemächlich und gelassen der Vollmond hinter den vereinzelten hell erleuchteten Wolken vorbeizog, die sich ebenso langsam in entgegengesetzter Richtung bewegten. Diese unaufgeregte, beinahe unsichtbare und doch stete Bewegung versetzte mich in eine ihr wesensverwandte Ruhe. Ich empfand den Moment als viel zu schön, um ihn zu verschlafen, und auch das Leben war viel zu schön, um es bald zu verlassen. In mir wuchs die Zuversicht heran, dass mein Krankheitsverlauf die Anzeichen eines schnellen Todes hinter sich lassen und den Weg zur 50 % Heilungschance einschlagen würde. Mit dem Gefühl, dass alles glücklich enden werde, schaute ich dem Mond zu, bis er am rechten Fensterrand verschwand. Ich versprach mir, in den nächsten Tagen weitere Lebensfreuden zu bilanzieren und schlief sorglos ein.

Am nächsten Morgen wachte ich nicht mehr so früh und so zermartert auf wie nach den vorangegangenen mental gehetzten Nächten. Während der Frühstückstortur zählte ich mit Dorothea wieder glückliche Erinnerungen auf, um mich damit vom Krebs- und Sterbestress abzulenken. Nichts anderem als der spontanen Eingebung folgend wollte ich mich später in der Röhre an den schönen Erfahrungen ergötzen und mich in dem Erinnerungsspiel verlieren.

Unvergessliche Erlebnisse

Kaum war der Bestrahlungsbeginn eingesummt, gedachte ich der Tage in der Cinémathèque in Paris, wo ich in den 60er Jahren mit Jean und Jeanne, einem Freund und einer Freundin aus der Romandie, täglich drei bis vier Filme von Godard, Truffaut, Vadim und Resnais angeschaut hatte. Wie glücklich hatten wir für eine Weile wie „Jules et Jim" zu Beginn ihrer „Ménage-à-trois" in dieser virtuellen Filmwelt gelebt!

Ich erinnerte mich auch an die erste Reise mit 16 Jahren, per Autostopp nach Barcelona, an meine erste Freundin Elena und ihren anmutigen, stolzen Gang, an unsere hölzernen und schüchternen Konversationen in den fremden Sprachen, verständlich nur durch Wohlwollen und Sympathie. Dann machte ich einen Sprung um vierzig Jahre und erfreute mich an unserem Bambuszelt auf dem Domplatz in Erfurt, das wir nicht auf dem neuen Steinboden verankern durften und deswegen an acht PKW abspannten.

Mir fiel ein, wie interessiert ich die Diebe auf der Karlsbrücke in Prag beobachtet hatte, oder auch die Mädchenbande auf dem Bahnhofplatz in Rom, die nicht weniger professionell der gleichen Beschäftigung nachging, und ich dachte an die dreiste Mutter mit Baby in Florenz, die mich mit offener Brust von ihrer Tochter ablenken wollte, die mir derweil das Portemonnaie aus der Tasche zu ziehen versuchte.

Dann doch lieber wieder von einem Hügel über Regensburg die Spitzen dieser an Türmen reichen Stadt zählen, oder mit einer Hand am Bierglas an einem schiefen Tisch auf einer abschüssigen Strasse in Görlitz sitzen, oder auf einem Poller an der Schelde in Antwerpen, oder auf einem menhirförmigen Bergdorn bei Zittau in der Sächsischen Schweiz. Aber nie wieder werde ich ein Feuer aus Kleiderbügeln in der papierenen Cheminée-Attrappe eines Amsterdamer Hotelzimmers entfachen, wie wir es in den 70er Jahren für cool hielten. Lieber sitze ich noch einmal im Schneidersitz im weissen Marmorsaal im Matrimandir von Auroville, bestaune die tanzenden Eunuchen in Tiruvannamalai, singe in Hampi zusammen mit einem Sadu Mantras bis zum Sonnenuntergang, nehme ein „kultiges" Frühstück im „Bains des Pâquis" in Genf, wandere durch ein Tal voller Weiden auf Gomera und genieße den Regen, im Schutze der Galerien von Bologna.

Dann machte ich wieder einen Sprung von fast fünfzig Jahren zurück und trat nochmals irritiert zwischen den Beinen hinein in HON, die Riesenfrau aus Pappmaché von Niki de St. Phalle und Jean Tinguely im Moderna Museet in Stockholm. Wenige Jahre später gruselte mich die mit menschlichen Knochen ausgestaltete Kapuzinergruft in Rom. Dann lag ich stundenlang auf einer Liege im Museumsquartier in Wien und genoss die heitere Stimmung und der Geschmack des Palatschinkens verleitete mich zu weiteren kulinarischen Erinnerungsreisen. Trotz meinem ausgetrockneten Mund konnte ich mir die frischgebratenen Polentaburger in der Altstadt von Bari zurück auf die Zunge rufen, das knusprig, im ganzen gegrillte Ferkel in Madrid, das Kräuter-Gemüse-Couscous in Marseille und den zitronig gewürzten Tajine-Eintopf in Taroudant, die süss-sauren veganen Speisen im Aryurvedic-Center von Albin's Glory in Kochin, die frischen Heringe in Warnemünde und die gebratenen Artischocken in Venedig. Einmal in Venedig angekommen, kam ich von dieser Traumstadt nicht mehr los und stolperte wieder und wieder durch die engen Gassen, durch Galerien, Kirchen, Türme, über Brücken und Plätze und fuhr im Vaporetto zu den vorgelagerten Inseln. In Murano sah ich die tausendfache Farbenpracht der Glasmosaike vor mir, die Dorotheas Leben begleiten.

Die Kathedrale Santa Maria Assunta auf Torcello erinnerte mich an meinen verstorbenen Freund Fritz Kleffner der mir diesen Abstecher empfohlen hatte, und ich spürte, wie sehr ich seinen Witz und sein Wissen vermisste. Ich blieb in Venedig, bis der Summton erklang und ich zufrieden über die gelungene Strahlensession wieder in die Freiheit entlassen wurde.

Auf der Rückfahrt dachte ich über die wohltuende Erinnerungsarbeit nach. Eigentlich war es ja keine Arbeit. Vielmehr war es ein Spiel, ein Vergnügen, ein sich Suhlen in den schönsten Erinnerungen, die mir zeigten, wie reich mein Leben war. Undankbar, wer noch klagen wollte! Nein, dazu hatte ich kein Recht, so schlecht es mir jetzt auch ging. Ich schaffte die Rückfahrt ohne einen Rückfall in Larmoyanz.

Zuhause erzählte ich Dorothea von der erfolgreichen Umsetzung ihrer Ratschläge, dem unbeschwerten Röhrenaufenthalt und davon, wie wohl es tat, in sonnigen Erinnerungen zu verweilen. Nachdem ich mir unter schmerzhaftem Schlucken Kartoffelbrei, Fruchtsäfte und Vitaminextrakt aus Babygläsern einverleibt hatte, lag ich lange auf dem Sofa und blätterte in verschiedenen Bildbänden, damit ich, ohne viele Worte wechseln zu müssen, noch eine lange Weile mit Dorothea zusammen verbringen konnte.

Noch bei Tageslicht legte ich mich ins Bett und beobachtete einen Milan, der ohne einen Flügelschlag seine Runden über dem Weswald drehte. Ich stellte mir vor, er wäre eingeschlafen. Einfach die Flügel ausspannen, die Augen schliessen und sich gegen den Wind stellen, sich einfach fliegen lassen – ich schloss die Augen und wäre vor Wohlgefühl beinahe eingeschlafen, obwohl es noch gar nicht spät war. Die Vorarlberger Berge leuchteten in strahlendem Sonnenschein, der Säntis war von einer Wolke umhüllt, über den Churfirsten schien es zu regnen und vom Bodensee zogen Nebelwolken herauf.

Aus dem Wald stiegen kleine Nebelschwaden vereinzelt zwischen den Bäumen hoch, was bedeutete, dass „d'Hasä choched", wie uns Ria Geng, die dorfälteste Bäuerin aus Heggelbach erklärt hatte, und dass es bald regnen würde.

Matterhörner und Eiffeltürme

Später am Tag schaute ich Dorothea eine längere Weile lang zu, wie sie in aller Ruhe am Pfennigfuchs arbeitete, einem aus Stahlbeton geformten, auf den Hinterbeinen sitzenden Fuchs von stattlicher Grösse. Sie belegte ihn nicht wie gewohnt mit Glasmosaiken, sondern mit Ein- und Zweipfennigmünzen, die wir noch zu Zeiten der D-Mark viele Jahre lang gesammelt hatten und die dem Fuchs heute wie ein strahlender, kupferfarbener Pelz anliegen. Wir tranken einen Tee zusammen, dann verkroch ich mich wieder in mein Zimmer. Vorher wünschte ich Dorothea noch weiterhin viel Geduld und Freude an ihrer Arbeit und versprach ihr, mich in keiner Tretmühle mehr zu verfangen.

Aber kaum hatte ich mich hingelegt, liess mich eine Zeitungsstatistik über die 20 reichsten Milliardäre, mit Vermögen von über 10 Milliarden Euro, nicht mehr los. Ich wollte mich an mein Versprechen halten und die aufdringlichen Gedanken überlisten, indem ich mich als Schäfchenzähler und leidenschaftlicher Kopfrechner betätigte.

Beeinflusst durch Dorotheas Mosaikarbeit mit den Tausenden von Pfennigen fragte ich mich, wie hoch ein Turm wohl werden würde, wenn ein sammelfreudiger Milliardär sich ein Vermögen von 10 Milliarden Euro auf Dagobert Duck'sche Weise in handlichen Ein-Euro-Münzen auszahlen ließe und mit derselben Leidenschaft und Freude mit diesen Münzen spielte: sie aufeinander türmte, aneinander reihte oder flächig auslegte. Ohne mir die Mühe zu machen, aufzustehen und nachzumessen, schätzte ich, dass eine Ein-Euro-Münze 2 Millimeter dick und 2 Zentimeter breit und 10 Gramm schwer sein müsse und rechnete gespannt drauflos: Ein Euro = 2 mm, Tausend Euro = 2 m, eine Million Euro = 2 km, eine Milliarde Euro = 2.000 km, zehn Milliarden Euro = 20.000 km.

Ich überlegte, dass der zehnfache Milliardär auf dieser Stapelhöhe weit ausserhalb der Stratosphäre nun keine Luft mehr bekäme und er wohl besser beraten wäre, Mount Everests aufzutürmen. Wie viele solcher 8000er, 8 km hohe Berge, schaffte er mit seinen zehn Milliarden Euro-Münzen? 20.000 km : 8 km = 2.500 Himalaya-Spitzen.

Hätte ich nie erwartet! Weil ich dem Münzenstapler bei seinen Turmbauspielen ausreichend Atemluft gönnen wollte, riet ich ihm, lieber Matterhörner von annähernd 4500 m Höhe aufzustapeln. Das ergab 4.444 Stück. Auch nicht schlecht!

Noch besser: Er erspielte sich mit seinen Euromünzen ein attraktives Landart-Projekt auf den Champs-Élysées.

Hier könnte er mit seinen 10 Milliarden Ein-Euro-Münzen 15 x mehr Eiffeltürme als Matterhörner aufrichten, also 66.666 Eiffeltürme von je 300 m Höhe. Baute er diese Sechsundsechzigtausendsechshundertsechsundsechzig Ein-Euro-Eiffeltürme so eng aneinander, dass sie eine Wand bildeten, so würde diese 300 m hohe Wand = 66.666 x 2 cm = 133.332 cm = 1.333 m = 1,3 km lang. Die Besucher wären begeistert! Die Legende würde berichten, es seien eine Million Kunstfreunde – die grösste Menschenansammlung in Paris seit der Revolution von 1789 – auf den Champs-Élysées zusammengekommen und, als dann der Mob die Türme zum Einstürzen brachte, habe jeder Besucher (10 Milliarden : 1 Million) 10.000 Euro nach Hause getragen. So er es denn schaffte, 10.000 Euro-Münzen x 10 Gramm (geschätzt) = 100.000 gr = 100 kg zu schultern.

Diese Ergebnisse überraschten mich sehr und ich musste sie mehrfach nachrechnen, um ihnen glauben zu können. Das hätte ich nicht geahnt! Daneben war unser „historischer Dagobert" geradezu ein kleiner Fisch, ein bescheidener Münzenschwimmer.

Die Kopfrechnerei lohnte sich. Sie bewahrte mich vor lästigen Weltproblemen. Also blieb ich dabei und rechnete weiter. Statt in die schwindligen, sauerstoffarmen Höhen, rechnete ich nun in die Weite. Ich liess den 10-fachen Milliardär die Münzen aneinander legen, jede 2 cm breit (so schätzte ich): Ein Euro = 2 cm, Hundert Euro = 2 m, Tausend Euro = 20 m, eine Million Euro = 20 km, eine Milliarde Euro = 20.000 km, zehn

Milliarden Euro = 200.000 km. Das entsprach einer Strecke von fünf Erdumrundungen. Verdiente der Milliardär in den nächsten Jahren noch einmal die Hälfte seines Vermögens hinzu, so würden wir ihm ein Münzband bis zum Mond verdanken. Oder sollten wir ihn Fussballfelder mit seinen Münzen auslegen lassen? Wie viele Felder würde er schaffen? 50 x 50 = 2500 Euro = 1 m2; Fläche Fussballfeld = 10.000 m2; 2500 Euro x 10.000 = 25 Millionen Euro pro Fussballfeld. 10 Milliarden : 25 Millionen = 400 Fussballfelder. Das reichte, um alle Fussballfelder der Deutschen Fussballmannschaften der obersten vier Spielklassen mit Euromünzen zuzudecken und den Fussballspielern eine kleine Freude zu bereiten.

Dann wollte ich noch wissen, wie viele Kilometer ich mit meinem Auto auf einer Bundesstrasse zurücklegen könnte, die unser nimmermüder, moderner Aldi- oder Google-Dagobert zuvor mit 10 Milliarden Ein-Euro-Münzen belegt hatte. Nur nicht wieder ins Grübeln verfallen, in bleierne Gedanken über die Verschmutzung der Meere, über die „Bio-Vergasung" von Weizen und Mais oder lästige Fragen wie „Wann werden die ersten Insekten, Schnecken oder Schweine zur Energiegewinnung herangezogen?"

Nein! Lieber weiterrechnen: Ich stellte mir eine Strasse von zehn Meter Breite vor. Für den ersten 2 cm breiten Münzstreifen brauchte er 10 x 50 Euro = 500 Euro-Münzen, für die Länge von 1 m = 50 x 500 Euro = 25 000 Euro, für eine Länge vom 1 km = 25 Millionen Euro, für eine Länge von l00 km = 2,5 Milliarden Euro, für 10 Milliarden Euro demnach eine Länge von 400 km.

Frei nach Adam Riese könnte ich von zuhause am Bodensee bis nach Frankfurt auf diesem alternativen Strassenbelag fahren und auf dem edlen Pflaster auch wieder zurückkehren. Da bei einer Breite von 10 Metern auch die Gegenfahrbahn vollständig belegt wäre ... wenn denn nicht der Mob wieder alles abräumt ... und wenn ich denn je wieder gesund werde und wieder Auto fahren kann ... Das Münzenrechnen hat mich schließlich so sanft wie kindliches Schäfchenzählen in den Schlaf gewiegt.

Am nächsten Morgen bemühte ich mich einmal mehr, klaglos die notwendige Frühstücksration den trockenen Hals hinab zu würgen, die Schluckbeschwerden zu unterdrücken und nicht bei jedem Bissen mein Gesicht zu verziehen. Auch im Zug und auf dem Weg zum Krankenhaus versuchte ich, nicht aufzufallen. Ich wollte wie ein ganz gewöhnlicher Pendler aussehen. Die Rolle des leidenden Kranken gefiel mir nicht. Ich wollte normal sein, mir nichts anmerken lassen, mich in die Röhre legen wie in ein Solarium und mich dann unauffällig wieder auf den Rückweg machen: ein routinierter Strahlenpendler.

Reichtum, Macht und Drogen

Auch am Tag darauf begab ich mich recht früh ins Bett und betrachtete wieder den Milan, der wie am Vorabend unzählige Runden über dem Weswald drehte. Diesmal konnte ich nicht mit ihm mitdrehen und mich schweben lassen, dafür war ich noch viel zu wach, und so versuchte ich in dem schmalen Büchlein von Thomas Hürlimann zu lesen, das mir Ursula gegeben hatte, in dem ich viele Handlungsorte aus der Kindheit kannte. Doch so gerne ich dem „schlichten Charakter" von Fräulein Stark folgen wollte, es gelang mir nicht. Meine Augen brannten und meine Gedanken konnten der Geschichte nicht folgen. Sie flüchteten aus den schönsten Sätzen hinein in Allerweltsprobleme. Wieder und wieder purzelten Fragen über Fragen wild durcheinander. Auch Kopfrechnen half heute nicht.

Die Absurdität des Reichtums nahm mich gefangen. Schon als Kind hatte ich nicht verstanden, wie Onkel Dagobert so unbarmherzig und geizig sein konnte gegenüber seinem Neffen Donald, diesem fleissigen Habenichts, der sich unentwegt abmühte und doch nie auf einen grünen Zweig kam. Und auch den Bonvivant Vetter Gustav begriff ich nicht, der sich nie bemühte, aber ständig mit Glück und Erfolg gesegnet war. Wollte uns Walt Disney mit seinen Figuren sagen, dass es Mitgefühl und Gerechtigkeit nicht gibt, dass dies Mythen sind? Die widrigen Fragen hatten mich wieder. Ich schaffte es nicht, sie zu verdrängen.

Sind sie alle, die Kaiser und Könige, Sultane und Maharadschas, Aristokraten, Oligarchen und modernen Milliardäre, wie Dagobert? Sind sie reich, weil sie geizig sind und ohne Mitgefühl und Erbarmen mit den Armen? Wird nicht in vielen Geschichten und Sprichworten betont, dass Geld nicht glücklich macht? Dass man es nicht essen kann? Und trotzdem gibt es so viele Reiche! Und noch viel mehr, die es gerne werden wollen. Hat denen das niemand gesagt? Wissen die das alle nicht? Oder glauben sie es nicht? Oder sind sie krank, im Kopf nicht gesund?

Oder ist es womöglich nicht das Geld, sondern die Macht, die es verleiht, was die Reichen angesichts der Millionen hungernden Kinder so kaltherzig auf ihrem Vermögen sitzen lässt? Was ist Macht? Was macht die Macht? Gibt es überhaupt einen sinnvollen Machtgebrauch? Oder ist Macht zwangsläufig seelenlos, herzlos, mitleidlos, unbarmherzig, gnadenlos? Muss man diese brutalen Attribute immer mitdenken, wenn man die Macht verstehen will? Können alle Mächtigen in letzter Konsequenz zu Tyrannen werden wie Hitler, Stalin, Franco, Salazar, Ceaucescu, Mao, Pol Pot, Papa und Baby Doc, Idi Amin, Mugabe, Gaddafi, Hussein, Assad und viele andere? Waren nicht manche von ihnen in jungen Jahren normale Männer und aufrichtige Revolutionäre gewesen, mit der Hoffnung auf eine bessere Zukunft? Hat es denn je gutmütige, liebevolle Herrscher gegeben? Warum fallen mir ausser Ghandi und Mandela keine weiteren Namen ein?

Und welche Macht steht hinter der Macht? Ist Macht eine Droge? Macht sie so süchtig, dass der Süchtige aus eigenen Stücken nicht mehr von ihr lassen kann? Opfern sie darum eher ihr Leben, als dass sie auf die Droge verzichten? Sterben unter dieser Droge alle menschlichen, ethischen und moralischen Kräfte ab und mit ihnen auch die kritische und selbstkritische Vernunft: das Rechtsempfinden, die Freude am Schönen, die Liebe, das Mitleid und das Erbarmen? Entwickeln sich die politischen und wirtschaftlichen Machtjunkies also zwangsläufig zu lieblosen, empathie- und seelenlosen, selbstbezogenen, egozentrischen, einsamen, gnadenlosen Tyrannen? Alles teuflische Eigenschaften. Sie aber „Teufel" zu nennen, passt nicht in die moderne Zeit. Darf ich sie dafür „Sauhunde" nennen? Oder beleidige ich damit die Schweine und die Hunde? Oder ist der Begriff zu harmlos? Ich bleibe dabei! Wer will schon ein Sauhund sein? Wie kann man Sauhund werden wollen? Muss sich nicht jeder Politiker, ob rot, schwarz, gelb oder grün, jeder Unternehmer, Manager und Banker vor der Übernahme einer machtvollen Position in Acht nehmen und lieber die Finger davon lassen? Oder hat die Droge Macht eine unwiderstehliche Sogwirkung, sodass schon die Nähe zu ihr keine selbstkritische Reflektion mehr zulässt? Machen schon kleinste Mengen der Droge süchtig und verlangen nach mehr, nach immer grösserer Dosis? Ist also die Macht eine sich selbst generierende und potenzierende Kraft? Eine zerstörerische Energie? Gehört sie dann nicht an vorderste

Stelle im „war on drugs"? Warum werden die Anwärter auf diese Positionen nicht gewarnt? Warum wird diese weltweite Droge nicht schon im Vorfeld bekämpft und verboten? Kein Heroin und keine Macht für Niemand!

In meinem desolaten physischen und psychischen Zustand empfand ich die gleiche Dringlichkeit und Sympathie für diese Forderung wie zu Beginn meines kritischen Denkens. Und ich wurde von einem kalten Schauer erschüttert. Meine Überlegungen wirkten auf mich wie ein Zeichen des nahenden Endes: Der Kreis hat sich geschlossen. Ich bin wieder bei den Anfängen meines Denkens angelangt, wieder bei Michail Bakunin, bei seinen „Berner Bären", bei „Gott und der Staat". Es geht wohl dem Ende zu.

Altweibersommerabend

Bald hatte ich fünf Wochen der Therapie geschafft und mich mit ihr. Immer noch wurde ich abwechselnd von Dorothea und Rainer mit dem Auto zum Bahnhof nach Singen gebracht.

Fünf Minuten vor dem angegebenen Termin musste ich mich an jedem Behandlungstag in der Umkleidekabine der Onkologiestation einfinden, um pünktlich in die Röhre einzufahren. Dann zurrte mir die freundliche Krankenschwester mit dem sympathischen holländischen Akzent die Gesichtsmaske über den Kopf und schnallte mich auf der Rollbahre fest. Meine

Strahlenrakete startete wie immer erst, nachdem die Position meines Karzinoms fotografisch verifiziert und millimetergenau justiert worden war und die aktuellen Bilder mit dem im Computer gespeicherten 3-D-Abbild übereinstimmten. Diese Präzisionsarbeit, die Dr. Ross jeden Tag aufs Neue gewissenhaft erledigte, führte gelegentlich dazu, dass ich nochmals herausgefahren werden musste, um die Kopfstütze zu korrigieren oder gar den ganzen Körper leicht zu drehen, dann wieder hinein ins Abenteuer, nochmals fotografieren, verifizieren, neu justieren. Erst wenn Dr. Ross den Start freigab, wurden die Strahlen aktiviert und die maligne Wucherung, während ich bewegungslos in der Raumfähre verharrte, Stück um Stück zerstört.

Routiniert hielt ich auch heute wieder ohne die kleinste Körperbewegung der Bestrahlung stand. Ebenso routiniert schaffte ich die Wegstrecke zurück zum Zug und döste bis Singen in einem leeren Abteil vor mich hin. Rainer, der es offensichtlich nicht lästig fand, mit mir, in diesem deprimierten und mundfaulen Zustand, immer wieder auf der gleichen Strecke seinen alten Daimler auszufahren, holte mich wie gewohnt, in bester Laune, pünktlich vom Zug ab und brachte mich in seiner angenehm gelassenen Art und gemütlichen Fahrweise nach Hause.

Nach der unruhigen Nacht und Regen am Morgen erhellte sich meine Stimmung angesichts des sonnigen Altweibersommer-Nachmittags. Ich kämpfte gegen mein miesepetrisches Gebaren an und bemühte mich, den Sonnenschein zu geniessen. Da es mir nicht wirklich gelang, versuchte ich wenigstens, so gut es meine schauspielerischen Fähigkeiten zuliessen, eine heitere Miene aufzusetzen. Zuhause angekommen passte diese gemimte Laune bestens zu Dorotheas Stimmung. Sie freute sich über die Nachricht, dass Anna, Jojo und Jona morgen für eine noch unbestimmte Zeit zu uns ziehen und ihre Wohnung in Berlin für diese Zeit Freunden überlassen würden.

Zur Feier unseres vorerst letzten Abends zu zweit hatte Dorothea Kretzerfilets vom Bodensee besorgt, die auf der Schweizer Seeseite Egli genannt werden. Mit unverhohlener Vorfreude begann sie bald darauf mit der Zubereitung der zarten Filets, pflückte Salbei im Garten, legte Mandelsplitter zu den Fischchen in die kochende Butter, während ich versuchte, mich auf dem Sofa von den Anstrengungen des Tages zu erholen. Als ich das Knallen des Champagnerkorkens hörte und die gebratenen Fischchen roch, erhob ich mich und schaute zu, wie Dorothea behutsam zwei Gläser füllte. Während sie Kartoffelpüree auf die Teller schöpfte, erheiterten mich die quirligen Bläschen, die im Champagnerglas immer wieder neu entstanden und nach oben drängten. Eine Freude, zusammen mit Dorothea diesen Göttertrunk zu geniessen! Schon nach zwei, drei kleinen Schlückchen und einem Probestückchen vom zarten Kretzer liessen die Schluckbeschwerden nach. Bald verliess mich auch der Weltschmerz wieder. Ich freute mich am Leben und vergass, dass es bald zu Ende gehen könnte.

Nach dem Essen begaben wir uns in mein Zimmer, setzten uns auf die breite Fensterbank und bewunderten die liebliche Abendstimmung. Auf der Weide vor dem Weswald standen drei Rehe ruhig im Gras, um nach einer Weile, ohne erkennbaren Grund, gemütlich schlendernd im Unterholz zu verschwinden. Weit über den Kronen der Bäume zog genauso grundlos und gelassen wie die Rehe unter ihnen ein Bussardpärchen seine Runden, ohne dass es wie üblich von Krähen verscheucht wurde. Über den Greifvögeln schwebten rosa-gelbe Wolken unaufgeregt über den dunkler werdenden Abendhimmel. Nur für uns. Wer schaute ihnen wohl sonst zu? Gemächlich wechselten sie ihre Formen und Farben. Als erstes Wolkentier zeigte mir Dorothea im Osthimmel knapp über den Vorarlberger Bergspitzen ein Krokodil. Es war leicht zu erkennen und so beobachteten wir zusammen, wie sich das Reptil zu einem rosafarbenen, janusköpfigen Flugsaurier verwandelte und gemächlich weiter in einen Tapir mit tiefrotem Bauch und einem ungewöhnlich langen Schwanz, dessen Spitze den Alpenkamm streifte. Bald verlor er seine Farbe, franste aus und löste sich auf. Über dem verschwundenen Tapir teilten sich, in der hereinbrechenden Nacht nur noch undeutlich zu erkennen, die Wolkentiere, noch bevor wir sie einer Gattung zuordnen konnten, in viele immer kleiner werdende Fetzen, bis sich auch diese eigenwilligen Kleinstlebewesen in Nichts auflösten. Zum Abschluss der himmlischen Tierschau formte sich, krönender Höhepunkt des Spektakels, hoch oben am Himmel ein grosser, dicht zusammengeballter, höchstwahrscheinlich langlebiger Elefant, am Rüssel rosa erleuchtet, zum Rücken hinauf immer schwärzer werdend.

Oh wie schön ist das Leben! Wir umarmten und küssten uns und schauten zu, wie sich der riesige Elefant langsam auflöste. Ohne darüber zu sprechen sahen wir beide seiner Auflösung zu und erkannten in ihr ein Gleichnis für mein naheliegendes Schicksal, als die Wolkenfetzen, die von ihm übrig blieben, den letzten Hauch an Farbe verloren und schließlich im Schwarz des Himmels verschwanden. Im Westen über dem Giebel vom Genghof verabschiedete sich die Venus.

Nein! Ich will nicht gehen! Auch nicht ins Bett. Ich will noch länger diesen schönen Abend mit Dorothea geniessen, die ich schon lange nicht mehr so lieb hatte wie jetzt, wo ich sie bald verlassen muss, wo ich meine Form und meine Farbe verliere und mein Spektakel zu Ende geht.

Wir lagen lange zusammen, bis ich einschlief. Ich schlief gut und tief und ohne quälende Tretmühlen im Kopf. Dorothea wäre diese Nacht bei mir geblieben, hätte sie gewusst, dass mir der Champagner und die Bodenseefischchen, das Krokodil und der rosa Elefant einen ruhigen und ungestörten Schlaf bereiten würden.

Am Morgen darauf wirkten die vorabendlichen Stimulanzien und die wolkige Tierschau am Himmel weiter positiv auf meinen Gemütszustand ein. Ich schaffte es, ohne zu klagen das pürierte Müesli in kleinsten Portionen durch meinen trockenen Schlund zu zwingen und den Tee so ruhig und selbstverständlich zu schlucken, als wären keine Schmerzen damit verbunden. Ich gab mir grosse Mühe, die schöne Stimmung nicht zu trüben, Dorothea einen sorglosen Tag zu schenken und die Freude auf die Ankunft der „Kinder" nicht zu schmälern.

Sechste Strahlenwoche

Anna, Jojo und Jona wohnten nun mit uns. Ich freute mich sehr über ihre Anwesenheit, die Lebensenergie und jugendliche Heiterkeit ins Haus brachte. Leider musste ich mich allabendlich früh aus dem lebensfrohen Treiben zurückziehen, genoss aber in meiner Abgeschiedenheit die Stimmen und die Musik in den angrenzenden Räumen. Da sie nicht vorhatten bald wieder abzureisen, sondern planten für längere Zeit bei uns zu bleiben, ahnte ich, dass sie mich in meiner letzten Lebensphase nicht allein lassen und mich bis zum Tod begleiten wollten. Der würde vermutlich nicht mehr lange auf mich warten. Eigentlich war ich noch nicht bereit und völlig verwirrt, wenn ich an ihn dachte. Ich konnte ihn mir weder vorstellen noch mich an diesen Gedanken gewöhnen, konnte mich nicht dem Schicksal fügen, mich gelassen gehen lassen. Sie sollten mich nicht sterben sehen! Nein, das wollte ich ihnen nicht antun. Es war viel zu traurig für alle. Wie kann ich mich dagegen wehren? Wo hole ich die Energie her?

Ich hatte nun schon dreissig Röhrenaufenthalte und fünf Chemotherapien hinter mir. Mein Körper und meine Psyche waren in einem erbärmlichen Zustand. Mit der Kraft schwand auch die Hoffnung auf einen guten Ausgang der strapaziösen Therapie. Ich sah mich dem zunehmenden Verfall ausgesetzt und versuchte mich mit dem letzten Funken Energie gegen die Vermutung zu wehren, dass ich die letzten zwei Wochen der Therapie wohl nicht mehr schaffen würde.

Out of body

Nach einem weiteren Strahlentag und einem lauten Abend, an dem nicht nur ein Rehbock brüllte, sondern auf dem Gründach vor dem Fenster auch ein Igel hustete, schlief ich auch ohne Wolkentiere bald ein. Irgendwann wachte ich auf und erschrak. Ich fand mich an der Zimmerdecke wieder und sah im Bett unter mir meinen Körper liegen. Sah, wie ich da lag und schlief. Mich selbst aus Distanz von oben herab daliegen zu sehen, versetzte mich in grosse Angst und so kehrte ich, ohne lange zu überlegen, schnell wieder in den Körper zurück.

Wie war ich erleichtert, wieder im Körper zu sein! Hellwach schaute ich hinauf zur Decke, wo mein Geist oder meine Seele oder was immer das war von mir, eben noch geschwebt hatte. Aber der Geist und die Seele haben doch keine Augen? Die waren doch noch unten am Körper, der war doch unversehrt! Wer war oben und wer war unten? Wie kann ich oben und unten zugleich sein? Habe ich mich geteilt? Ist es schon so weit mit der Auflösung? Bin ich verrückt, geisteskrank oder schizophren geworden? Bald beruhigte ich mich, weil ich spürte, dass es mir trotz dem Vorfall, oder auch wegen ihm, eigentlich ganz gut ging. Meine Gedanken waren klarer als die Tage zuvor. Ich konnte recht unaufgeregt über den Vorfall nachdenken, ihn mir wieder und wieder vor Augen führen. Der kleine Ausflug an die Decke hatte mich aufgeweckt und nicht ermüdet. Ich sass hellwach und unfähig wieder einzuschlafen, aufgewühlt und aufrecht im Bett, guckte ab und zu wieder nach oben, suchte detektivisch nach Spuren an der Decke und wartete ungeduldig auf den Morgen. Zur Klärung dieses Phänomens nahm ich mir vor, so früh wie es der Anstand erlaubte, meine Schwester Ursula anzurufen. Sie kannte sich mit paranormalen und psychologischen Phänomenen gut aus und würde mir wohl eine Antwort geben können.

Mein früher Telefonanruf weckte die Langschläferin, sodass sie es, schlecht gelaunt durch mein unverschämtes Wecktelefonat, nur mit Mühe schaffte, meiner Schilderung der nächtlichen Ereignisse zu folgen. Kaum hatte ich ihr meine Geschichte erzählt, liess sie ihrem Missfallen über meinen Anruf, so früh am Morgen, freien Lauf. Sie hiess mich Feigling und Angsthase und meinte, ich hätte ruhig länger dort oben an der Decke schweben bleiben können. Durch mein schnelles und panisches Zurückkehren hätte ich mir eine Erfahrung vermasselt, für die andere Leute viel Energie, Zeit und Geld aufwendeten. Denn was ich erlebt hätte, sei nichts anderes gewesen als die profane und allgemein bekannte „Out-of-Body-Erfahrung". Ob ich denn überhaupt noch nie was davon gehört und von all den Castaneda-Büchern nichts gelernt hätte?

Trotz ihrer morgenmuffligen Laune hatte sie mich mit ihrer Antwort beruhigt und ich liess sie weiterschlafen. Beleidigungen hin oder her, ich war überglücklich zu wissen, dass ich nicht verrückt geworden, sondern allem Anschein nach einem bekannten Phänomen begegnet und wohl auch sensibler und offener für übersinnliche Wahrnehmungen geworden war. Durch diese aussergewöhnliche Erfahrung bereichert und ermutigt nahm ich die Fahrt nach Zürich als souveräner Strahlenpendler auf mich, obwohl ich meine letzten körperlichen Reserven mobilisieren musste, um nicht wie unter Alkoholeinfluss zu taumeln und zu schlenkern oder bei einem unbedachten Schritt in die Knie zu sinken.

Mein körperlicher Zerfall durch den alltäglichen Strahlenbeschuss und die wöchentlichen Chemiekeulen liess mein Körpergewicht auf 80 kg schrumpfen. Nun drohten die Ärzte mit einem Wechsel von der ambulanten in die stationäre Abteilung, um mich dort per Zwangsernährung beim nötigen Gewicht zu halten. Dagegen sträubten sich mir die wenigen, alleine im Bereich der Scham noch am Leib verbliebenen Haare und so quälte ich unter Brechreiz und immer stärkeren Schluckbeschwerden jeden Morgen und Abend die doppelte Menge des scheusslichen Ernährungsersatzes in mich hinein. Doch auch die doppelte Menge reichte nicht, um für die restliche Therapiezeit das geforderte Gewicht zu halten. Die letzte Chance, meine Versetzung in die stationäre Abteilung zu verhindern, und damit auch die hohen privaten Kosten, weil meine Krankenkasse nur für eine ambulante Therapie in der Schweiz aufkommen wollte, sah ich in einem Lausbubentrick.

Ich steckte aus meiner Metallsammlung jeden Tag mehr Bleikugeln, Zinkerze, Bronze- und Messingplättchen in meine Jacken- und Hosentaschen, später auch noch in die Hosensäume, und füllte meinen Geldbeutel mit immer mehr Münzen. Auch kleine Goldbarren hätten sich aufgrund ihres hohen Gewichts bestens geeignet, doch davon hatte ich leider keine in meiner Sammlung. Trotzdem schaffte ich es, über der kritischen Gewichtsgrenze zu bleiben, ohne dass der Lausbubentrick entdeckt wurde. Oder hat die freundliche Assistentin diskret über die Ausbeulungen hinweg gesehen?

(Ich hoffe sehr, dass das Triemli-Spital trotz dieses Geständnisses die Patienten bei ihrer Ankunft in der radiologischen Abteilung weiterhin in Strassenkleidern auf die Waage lässt, damit auch zukünftigen Patienten diese Gewichtsregulierung möglich bleibt.)

Marieli empfiehlt mir ihren Freund

In der nächsten Nacht erlebte ich wieder etwas Ungewöhnliches. Ich hatte einen Traum, der kein Traum sein konnte, denn ich schlief nicht und wachte danach auch nicht auf wie aus einem Traum, um mir das Geträumte in Erinnerung zu rufen. Ich war müde und geschwächt, aber halbwegs wach und döste in einer Art somnambulem Dämmerzustand vor mich hin. In diesem Halbschlaf-Halbwach-Modus begegnete ich meiner Mutter Marieli, die vor etwas mehr als 10 Jahren verstorben war. Sie stand unbewegt, nicht am Boden, sondern in der Luft vor mir auf einem schwebenden, wolkenähnlichen „Etwas" und teilte mir ohne Begrüssung oder eine andere mütterliche Geste, ohne Handschlag, Kuss oder Umarmung mit, dass sie einen Freund habe, der mir helfen könne: Der Hl. Antonius. Dann fragte sie mich, ob ich seine Hilfe annehmen wolle. Das war's schon. Weg war sie. Ich war gerührt und überwältigt. Freude und Hoffnung blühten auf. Wieder sass ich aufrecht im Bett und hatte ein Gefühl von grosser Zuversicht gegenüber allem, was geschehen möge. Meine Mutter hilft mir und schickt mir ihren Freund, den heiligen Antonius! Ich kann mich nicht erinnern, seit ihrem Tod je von ihr geträumt zu haben, und nun überrascht sie mich mit diesem persönlichen Besuch und einem Hilfsangebot. Grossartig! Marieli will mir helfen! Sie empfiehlt mir den „Töni", den sie schon zu Lebzeiten bewunderte und mit dem sie immer wieder in geschäftlichem Austausch stand, hat sie doch öfters „Fünfliber" (5-Frankenstücke) in seine Opferbüchse mit der Aufschrift „Brot für die Armen" gesteckt. Jedes Mal, wenn ihr himmlischer Freund ihr den Ort verlegter und verlorener Gegenstände verraten hatte, ob von Schlüsseln, Ohrringen, Geldbörsen oder Geburtsurkunden. Ich erinnerte mich gut an ihre Verehrung dieses Heiligen und sie schien nach wie vor gute Beziehungen zu ihm zu unterhalten, sodass sie mir mit „himmlischem Vitamin B" aus der Misere helfen konnte. Trotz der Zuversicht, die mir ihr Hilfsangebot bereitete, war es mir peinlich, nach über 40 Jahren Abkehr von Wunderglauben und Heiligenverehrung, mich unversehens wieder in diesem mysteriösen Universum vorzufinden. Ich spürte, wie in der Nacht zuvor, als ich an der Zimmerdecke geschwebt hatte, wie mich diese „Begegnung" von neuem verunsicherte. Wieder befürchtete ich meinen geistigen Zerfall.

Doch in meinem elenden Zustand konnte ich mir die kritische Attitüde nicht mehr leisten. Schliesslich wehrte ich mich ja auch nicht gegen alternative Heilangebote und hatte mir erst kürzlich auf Anraten von anthroposophisch orientierten Freunden, zusätzlich zur medizinischen Krebsbehandlung, eigenhändig Mistelsubstrat in den Bauch gespritzt (von Misteln, die auf Eichen wuchsen – speziell für meinen Typ), bis sich die Einstichstellen entzündeten. Danach hatte ich mich auf Empfehlung meiner Schwägerin Lisa auf der Schwäbischen Alb von einem philippinischen Wunderheiler massieren lassen und ich hätte auch Maggisauce in Lebertran getrunken, hätte mir jemand davon eine Heilung in Aussicht gestellt. Also warum sollte ich mich gegen ein altbewährtes katholisches Heilangebot sträuben?

Anders als bei der Out-of-Body-Erfahrung nahm ich mir vor, niemandem von der Begegnung zu berichten.

Ich wollte einen Tag verstreichen lassen, darüber im Zug und in der Röhre nachdenken, dann nochmals darüber schlafen und versuchen, selber mit meinen wenigen noch verbliebenen Verstandsrelikten eine Antwort zu finden.

Bald schlief ich tief. Beim Frühstück versuchte ich so zu tun, als wäre nichts geschehen. Die verdächtige Unverzagtheit fiel aber Dorothea auf und sie bemerkte: „So frisch, wie du heute aussiehst, bist du ja wohl nicht mehr die ganze Nacht an der Decke herumgeflattert." „Nein, überhaupt nicht. Ich habe vom schönsten und buntesten aller Schmetterlinge geträumt. Ich hoffe, ich werde ihm bald wieder begegnen" flüsterte ich ihr mit meiner schwachen Stimme zu. Ich war zufrieden mit meiner prosaischen Umsegelung des geheimnisvollen „Archipels der Hoffnung", der "Insel einer möglichen Rettung", und es schien mir ratsam, mein Geheimnis zu hüten, auch wenn ich nicht wusste warum.

Auf der Bahnfahrt nach Zürich bereitete ich mich auf den Röhrenaufenthalt vor. Die verbaute Landschaft vor dem Fenster, die Agglos von Schaffhausen und Winterthur, dazwischen das geplante Atomendlager in den Tonschichten unter den Bahngleisen bei Benken und die tiefgrauen Wolken über mir kümmerten mich heute nicht. Ich nahm mir vor, mich in der anstehenden Strahlensession ausschliesslich auf Marieli zu konzentrieren. Ich wollte ihr überschwänglich für den Besuch und für ihr Hilfsangebot mit dem Hl. Antonius danken. Selbstverständlich würde ich dem Angebot, von ihm geheilt zu werden, empathisch zustimmen und sie zusätzlich bitten, mit der Hilfe bald zu beginnen. Ich würde mir auch ein baldiges Wiedersehen wünschen, am liebsten schon in der nächsten Nacht. Nichts sträubte sich mehr in mir. Wunderglauben hin oder her und ahnend, dass die Zweifel mich nicht lange in Ruhe lassen würden, wollte ich diesem Heilversprechen folgen. Weil es von meiner Mutter kam, würde ich das Angebot in der bekennungsneutralen Gelassenheit eines Alt-68ers annehmen, frei nach dem Motto: „Ja, wenn es denn der Heilung dient".

In grosser Ruhe lag ich, allein mit meinem Geheimnis, pünktlich um 13:05 Uhr wieder in der Röhre. Als der Strahlenbeschuss begann, fiel es mir anfänglich schwer, meine Mutter zu visualisieren. Alleine das Bild von gestern Nacht und ein Foto, das seit Jahren in meinem Arbeitsraum aufgestellt ist, erlaubten es mir, sie recht unscharf und ohne klare Konturen auf die innere Leinwand zu projizieren. Nach dem obligatorischen „Merci vielmoll" für den Besuch, wollte ich wortgewaltig ihr Angebot bestätigen, doch anstelle der wohlüberlegten Worte wiederholte ich im Rhythmus meines kurzen Atems zig dutzendmal ein empathisches „Ja!... Ja!...Ja!...Ja!...Ja!" und als ich früher als erwartet auf der verstrahlten Lore wieder aus der Röhre gefahren wurde, hatte ich eben noch Zeit, mich mit einem profanen „Ciao" zu verabschieden.

Trotzdem hatte ich ein warmes Gefühl ums Herz, als ich mich aufrecht in der wirklichen Welt wiederfand. Auf dem Spazierweg zum Bähnli verspürte ich grosse

Erleichterung. Sie machte sich in den Beinen bemerkbar, die sich nicht mehr so schwer anfühlten wie die Tage zuvor. Tat sich da etwa schon was?

Auf der Rückfahrt, beim Blick aus dem Fenster und auf die Mitreisenden, bemerkte ich, dass sich tatsächlich etwas verändert hatte: Ich sah nicht mehr alles so grau und schwarz und verkrebst, nahm wieder Nuancen wahr und konnte mich über kleine Details freuen. War das die neu erwachte Hoffnung, die mich die Welt wieder farbiger sehen ließ und meiner Larmoyanz ein Ende setzte?

Dazu kam heute noch die Freude auf zuhause, wo Anna, Jojo und Jona vermutlich schon angekommen waren. Peedy würde auch dazukommen und wir würden wieder als ganze Familie zusammen sein. Rainer würde mich am Bahnhof in Singen abholen und für die Begrüssung meiner Liebsten, auf meinen Wunsch hin, einen rezeptfreien Champagner und ein Döschen Kaviar besorgt haben.

Und wie schön es war, mit allen wieder zusammen zu sein! Die "französische Medizin" versetzte uns bald in beste Stimmung. Anna und Jojo, die sich auf das Schlimmste eingestellt hatten, waren überrascht über meine gute seelische Verfassung, obwohl ich in den zwei Wochen, seit sie mich zum letzten Mal gesehen hatten, körperlich weiter abgebaut hatte: keinen Ansatz mehr von Bauch, dünne Arme, glatzköpfig, mit eingefallenem Gesicht. Sie ahnten alle nichts von meinem Geheimnis. Dorothea sprach meine gehobene Stimmung dem Familienglück und der "Medizin" zu. Das Abendessen wurde so gemütlich, wie ich es mir wünschte. Wir freuten uns über Dorotheas indische Gemüsesuppe, Jona und ich über die pürierte Variante, über Jojos Curryreis, Annas Salat und Peedys Apfelkuchen. Jona gab neu aufgeschnappte Berliner Sprüche zum besten und ich schlürfte gemächlich meine kleinen Löffelchen, ohne Anzeichen für Schluckbeschwerden nach aussen hin zu zeigen. Kein Leiden und kein Klagen, kein Kummer und Verzagen. Nichts sollte die Stimmung trüben. Nach dem Essen spielte Jojo eigene Kompositionen auf dem Klavier, sang Lieder von den Beatles und Cat Stevens. Später packte Anna ihre Geige aus und sie spielten und sangen zusammen aus ihrem Repertoire. So könnte man auch sterben, aber mir war trotzdem nicht danach und das merkten sie alle.

Richtig vernünftig erschien ihnen allen mein Wunsch, trotz der tollen Stimmung frühzeitig ins Bett zu gehen. Sie konnten ja nicht wissen, dass da nicht viel Vernunft mit im Spiel war, sondern Spannung und Ungeduld auf die Fortsetzung der wundervollen Geschichte mit Marieli und Antonius, ihrem divinen Kompagnon.

Auftritt des gemischten Quartetts

Mit grosser Spannung und auch ein bisschen Vorfreude, ähnlich dem Gefühl am Vorabend einer grossen Reise, legte ich mich ins Bett. Ich wollte sofort dösen oder halbschlafen, wieder in den Dämmerzustand von gestern Nacht gelangen, um für die „himmlischen Wesen" ansprechbar zu sein. Leider hatte ich keine Ahnung, wie man diesen Zustand hervorrief. Auf der Suche danach war ich wieder einige Stunden mit Gedanken und Fragen beschäftigt. Die zweifelnden Fragen, ob ich vielleicht einer Wahrnehmungstäuschung erlag und von meiner Mutter doch nur geträumt habe, machten mir Angst. Was wäre dann? Könnte ich die Enttäuschung verkraften? Nein, daran wollte ich nicht weiter denken. Ich blieb zuversichtlich und fragte mich weiter: Kommt sie mit dem Antonius zusammen oder der Antonius alleine? Warum heute Nacht? Was heisst „bald" in der Unendlichkeit des ewigen Lebens? Und wenn nicht heute Nacht, wann dann? Wie viele Nächte kann ich warten und meine Zuversicht aufrecht erhalten?

Irgendwann muss ich in den Schlaf oder den Zwischenzustand gefallen sein, denn ich weiss nicht mehr, ob ich schlief oder schlafend wachte oder wachend schlief und in welchem Wahrnehmungszustand ich mich befand, als der Vorhang des himmlischen Theaters wieder aufging und sich in meinem kleinen Zimmerchen vier mir wohlbekannte Wesen versammelten.

Leicht erhöht über mir, schwebend auf einer Art Wolke wie Marieli in der Nacht zuvor, standen die vier guten Wesen bewegungslos und wortlos, wie von einem Fotografen positioniert oder wie ein dreidimensional in den Raum projiziertes Laserbild, wie eine Holografie, über mir und blickten auf mich herunter.

Amma, reich geschmückt, stand ganz links, neben ihr der Hl. Antonius mit einem Kind und einem Buch auf dem einen Arm und eine grosse weisse Lilie auf dem anderen. Rechts daneben stand die Gottesmutter Maria, auch ohne Jesuskind unverkennbar in ihrem weissen Gewand, dem blauen Umhang und dem Heiligenschein über dem Kopf. Sie hielt die zwei Köpfe kleinere, sonntäglich gekleidete Marieli mit beiden Händen schützend vor sich. Das diaphane, plüschige oder wolkenähnliche „Etwas", auf dem sie im Raum schwebten, war nicht viel grösser als eine Federdecke, aber ich kann nicht beschreiben, woraus es bestand, weil ich es nicht kannte.

An das Ende der coelestischen 3-D-Laser-Projektion kann ich mich nicht erinnern, auch nicht, wie lange die Projektion dauerte, nur daran, dass ich wie nach der gestrigen „Erscheinung" hellwach und kerzengerade im Bett sass und lange zu keinem klaren Gedanken mehr fähig war. Immer wieder reprojizierte ich die abgespeicherte Kopie des Standbildes in meinem Kopf. Es berührte mich tief und ich konnte kleinste Details erkennen, trotzdem blieb es mir unverständlich.

Marieli hatte mir vorige Nacht die Hilfe des Hl. Antonius angeboten. Aber warum jetzt dieser Auftritt zu viert? Der Hl. Antonius war zwar dabei, aber hatte wie alle anderen kein einziges Wort gesagt. Warum war auch die Hl. Maria, die Primadonna aller Heiligkeit, dabei? Und wie kam die noch nicht verstorbene, auf der Erde weilende Amma Amrita dazu? Das Aufgebot schien mir gelinde gesagt schwer übertrieben und meiner Wenigkeit völlig unangemessen. Ich war überfordert. Wie gehe ich damit um? Sie haben sich mir gezeigt, aber kein Wort gesprochen. Ich muss also auf einen weiteren Besuch warten. Ist das eine Fortsetzungsgeschichte in Bildern und wie und wann geht sie weiter? Antworten konnte ich mir keine geben. Ich brauchte den Rat von Dorothea und Anna. Sie haben einen leichteren Zugang zu solch mysteriösen Begebenheiten und können sie besser verstehen. Sie würden mir helfen können. Diese Aussicht beruhigte mich und so fand ich wieder in den Schlaf.

Antonius hilft

Ich weiss nicht, wie lange ich schlief, wie viel Zeit seit dem Standbild der vier Wohlgesinnten vergangen war und "der Traum" begann.

Dieser Traum war zweifelsfrei ein Traum, denn ich weiß noch, wie ich danach aufwachte und mich im Bett aufsetzte, um mich an alle Einzelheiten zu erinnern.

Im Traum bot mir der Hl. Antonius seine Hilfe an. Diesmal stand er nicht vor mir und ich sah ihn nicht. Es war wie ein Telefonanruf. Ohne Umschweife und Begrüssung kam er sofort zur Sache und bot mir an zu helfen, wenn ich denn bereit sei, für jeden Tag meines weiteren Lebens einen Fünfliber (5-Frankenmünze) zu spenden. Dann merkte er an, dieser Betrag sei eine Hilfe für arme, kranke und hungernde Kinder.

Das war's. Mehr sagte er nicht. Ich antwortete: „Grossartig! Vielen Dank! Ich bin einverstanden!" Ob er meine Antwort und meinen Dank abwartete oder ob er schon nach seiner kurzen und klaren Forderung den Hörer aufgelegt hatte, weil er zu beschäftigt war oder interstellare WIFI-Traumgebühren sparen wollte, weiss ich nicht. Der Traum war vorbei und der divine Deal mit dem Hl. Antonius perfekt. Danach sass ich aufrecht im Bett und freute mich über das „Traumangebot". Ich wollte mich nicht mehr hinlegen, wollte wach bleiben und mich in der wieder erlangten Hoffnung und Freude baden.

Der Hl. Antonius wird mir helfen!

Ich werde nicht sterben!

Mein Leben geht weiter!

Ich kann weiter mit meinen Lieben sein!

Wie habe ich das verdient?

Die Euphorie und das Adrenalin vertrieben noch den letzten Rest Müdigkeit und ich begann umgehend, die praktischen Fragen zur Umsetzung des himmlischen Handels zu erörtern: Auf welche Weise bezahlt man einen Heiligen? Muss ich von nun an, wie ein frommes Kirchenmäuschen, jeden Tag in die Kirche trippeln und dort laut klingend den Obolus in die Opferbüchse mit der Aufschrift „Brot für die Armen" werfen? Wie gelangt er von da zu den armen Kindern? Oder werde ich monatlich oder jährlich abrechnen? Mit Banküberweisungen an die Banco Vaticano? Einmal mehr erkannte ich die Schwierigkeiten im Detail. Trotzdem wollte ich mir nicht mit solchen Banalitäten meine fulminant gehobene Stimmung verderben. Ich wollte dieses wundervolle Hilfsangebot geniessen, meinen Gedanken freien Lauf lassen und mich an der wachsenden Gewissheit laben, dass nun alles gut würde. Die Wende von der Todesangst zum neuem Lebensmut wiegte mich bald darauf wieder in den Schlaf.

Und das Träumen ging weiter. Am Traumphone meldete sich noch einmal der Hl. Antonius. Ohne Umschweife korrigierte er als Erstes die vereinbarte Abmachung mit den Worten: „Weil du in Deutschland lebst, sind 5 Euro pro Tag angemessen." „Sicher selbstverständlich, 5 Euro finde ich auch sehr gut", antwortete ich. Dann erklärte er mir die Zahlungsmodalitäten als völlig offen. Ich bräuchte es nicht in die Opferbüchse stecken. Ich könne es auch direkt den armen Kindern geben, auf der ganzen Welt, wo immer es die Not gebietet. Und überraschend ausladend ermahnte er mich, mich nicht über die tägliche Spende zu beklagen, es gehöre zur Pflicht und zum Anstand jedes Menschen, nach seinen Möglichkeiten armen Menschen und vor allem armen Kindern zu helfen.

Das war`s. Nun war er wieder weg, hatte alles gesagt, was ich wissen wollte. Selbst für eine Belehrung war ihm die Zeit nicht zu schade.

Diesmal lag ich flach und geplättet wie versteinert in meinem Bett und schaffte es erst nach einer guten Weile, mich wieder aufzusetzen. Als ich dann wieder bei Sinnen war, wurde mir klar, dass dies vielleicht der letzte Anruf gewesen war, denn nun war es "amtlich", wie Jojo auf berlinerisch zu sagen pflegt.

Kein Kirchgangzwang, kein Klingeln in der Opferbüchse, keine Banküberweisungen an ein katholisches Generalvikariat oder an die römische Kurie, dafür die Möglichkeit, das Spendengeld nach eigenem Gutdünken an notleidende Kinder in der ganzen Welt zu verteilen, fand ich sehr angenehm und entgegenkommend. Und wenn ich denn weiterleben konnte, war ich auch mit der leichten Preiserhöhung bestens einverstanden, auch wenn mir nicht klar war, warum Antonius den Deutschen mehr abverlangte als den Schweizern. Ich war ausser mir vor Freude und schwebte in einem mir bis anhin unbekannten „divinen High". Ich wollte nicht mehr schlafen und sass, erlöst von weltlichem Kummer und Ängsten, hellwach im Bett. Ich freute mich wie ein Kind auf den ersten Lichtschein, die ersten erhellten Wolken, auf den neuen Tag und auf die Sonne, die solche glücklichen Tage gerne vergoldet. Ich freute mich auf das Frühstück, zwar nicht auf meine Zwangsspeisung, aber auf das Zusammensein mit der ganzen Familie. Ich war ungeduldig und wollte ihnen von den wunderlichen Erlebnissen, von den 3-D-Projektionen der vorigen Nacht und von den Träumen und dem Deal mit dem Hl. Antonius in dieser Nacht, berichten.

In meiner übersteigerten Ungeduld wollte der Morgen einfach nicht werden. Ich habe die Rehe nicht gezählt, die in dieser Zeit auf der Weide ästen, nicht die Hasen, die vorbeihuschten, nicht die Eichhörnchen, die auf der Telefonleitung vom Auwald zur Nussbaumallee balancierten. Aufgeregt habe ich den viel zu langsam vorbeiziehenden Wolken zugesehen, aber in meiner Unrast keine Figuren in den Wolken erkannt, keine rosaroten Bärenbäuche oder schwanzlose Krokodile fantasieren können und mich über die Ruhe und Absichtslosigkeit gewundert, mit der ein Milan ziellos und geradeaus über die Weide hinwegsegelte. Alleine die schnellen Richtungswechsel, mit der ein Bussard vor einem Krähenpaar flüchtete, das ihn abwechselnd mal von der Seite und dann wieder von oben angriff, um ihn aus ihrem Lebensraum zu vertreiben, entsprach meiner inneren Unruhe, ebenso wie das schnelle, fast schon mechanische Klopfen des Buntspechts im morschen Birnbaum und der gellende Ruf eines Eichelhähers. Dieser Morgen wollte nicht enden, wie der längste aller anbrechenden Tage meines Lebens.

Bis es dann irgendwann doch so weit war. Ich hörte, wie Dorothea die Treppe heraufkam. Ich war aufgeregt und konnte es nicht mehr erwarten, die Überraschung zu erleben, ihren Ausdruck zu beobachten, wenn sie mich aufrecht im Bett sitzend vorfand – mit einem Lächeln im Gesicht und einem Kuss auf den Lippen.

Und wie sie sich freute! Doch sie spürte auch, dass da etwas nicht mit rechten Dingen zuging. Nach meinem überraschenden Morgenküsschen fragte sie: „Was ist denn mit dir los, du strahlst ja wie ein Honigkuchenpferd? Dir scheint Champagner wirklich gut zu tun."

„Ja genau, er ist und bleibt mein wirksamstes Heilmittel", antwortete ich und rettete mich mit dieser Ausrede aus der Verlegenheit, den Grund meiner Freude jetzt schon zu verraten. Ich wollte mit der Schilderung der „Ereignisse" warten, bis die ganze Familie zusammen war.

Zur Ablenkung erzählte ich ihr ausführlich von den Rehen, Hasen, Eichhörnchen und Vögeln, die ich beobachtet hatte, ganz so als hätte ich mit ihnen die lange Nacht verbracht, als hätte ich sie gezählt und nichts anderes im Kopf gehabt. Um Zeit zu schinden, schwindelte ich auch noch einen Dachs, einen Marder, ein knallrotes Dompfaffenpärchen, einen Zaunkönig und einen Schmetterling hinzu (ein Nachtfalter wäre glaubwürdiger gewesen) auch sonnengelb erleuchte Wolken, voller sich ständig wandelnder Wesen fabulierte ich, um die drängenden Erlebnisse zurückzuhalten, bis auch die „Jungen" dazukamen.

Bald war es soweit. Wir sassen am Tisch, Anna und Jojo hatten ihn gedeckt und alles aufgefahren, was unsere beiden Kühlschränke hergaben. Jona hatte mir liebevoll mein püriertes Müesli und das Babygläschen mit dem Astronautentrunk samt kleinem Löffelchen bereitgestellt und zur Steigerung der festlichen Stimmung brachte Dorothea einen bunten Strauss mit.

Bis zur Fahrt nach Zürich blieben mir noch 2 Stunden, um über die Geschehnisse der letzten Nächte zu berichten. Der Kaffeeduft streifte meine Nase, die aufgebackenen Brötchen dufteten und steigerten meine Heiterkeit, obwohl ich nichts mit ihnen anfangen konnte. Ich erfreute mich an der Anwesenheit meiner Nächsten, schlürfte gemächlich meine Kraftstoffe, derweil meine Geschichte vehement nach aussen drängte.

Würde sie die festliche Stimmung noch steigern können und neben sich die knusprigen Brötchen, den biologisch-dynamischen Käse von unseren befreundeten Nachbarn, den Schwarzwälder Räucherschinken und Dorotheas selbstgemachte Himbeermarmelade verblassen lassen? Oder würde den Lieben der Appetit vergehen und die Bissen in den Hälsen stecken bleiben? Ich war aufgewühlter und nervöser, meinen Angehörigen diese mysteriösen Ereignisse zu schildern, als einen Vortrag vor 500 Leuten im Palazzo Veccio in Florenz zu halten. Werden sie mich für durchgeknallt halten? Wird ihre Freude in Sorge umschlagen? In die Sorge, dass der körperliche Zerfall nun auch den Geist schwinden und die Vernunft Kapriolen schlagen lässt? Ich musste da durch, musste ihnen alles erzählen, sollten sie mich auch für verrückt erklären. Die Geschichte für mich zu behalten, hielt ich nicht mehr aus. „Hört mal alle zu! Ich muss euch Ereignisse schildern, die sich in den letzten Nächten zugetragen haben." Ich erzählte, so gut ich es mit meinem trockenen Mund vermochte, mit dünner Stimme die wundervollen Geschichten.

Niemand schüttelte den Kopf oder rümpfte die Nase. Niemand stellte eine Frage. Die Geschichte gefiel. Meine Befürchtungen waren unbegründet gewesen. Dorothea freute sich, weil sie in meiner Schilderung eine Wende des Schicksals ahnte, Jona fand die Geschichte „ganz gut" und hätte gerne noch mehr gehört. Anna ermutigte mich, an die „Erscheinungen und Erhörungen" zu glauben und riet mir, da mir die Geschichten ja sichtlich Freude bereiteten, ich solle diese nicht mit „ätzenden Zweifeln" trüben. Zu Jojo gewandt ergänzte ich ironisch: „So wie es in der Bibel steht: ‚Du sollst nicht glauben, auch wenn du siehst'", und er erwiderte: „Und nicht hören, auch wenn du musizierst". Wir lachten alle und ich war froh, dass mich niemand für verrückt hielt.

Alle machten mir Mut, zu den Erlebnissen zu stehen, so wie ich sie gesehen und gehört hatte, unabhängig von den Umständen und Zuständen, in denen ich mich befand. Seien diese auch unter Drogen, in meinem Fall unter Einfluss eines undurchschaubaren Chemo-Cocktails abgerundet mit Champagner, im Dämmer- und Halbschlaf oder im Erschöpfungs- und Traumzustand geschehen. Ich solle das Erlebte nicht benennen und erklären, sondern einfach als das nehmen, was es war: „wunderbar"!

Ich war beruhigt und aus dem gemeinsamen Frühstück wurde eine spontane Familienfeier. Das opulente Frühstück schmeckte jetzt allen noch besser und sogar ich konnte die angeordnete Menge ohne Zureden hinunterbringen.

Was für ein Tag! Der Todesspuk ist vorüber! Der Hl. Antonius hilft! Die Sonne scheint. Ich werde zahlen.

Ohne Widerwillen und mit dem Vorsatz, mir die feierliche Stimmung nicht mit Zweifeln zu vermiesen, fuhr ich an diesem Morgen guten Mutes ins Triemli. Auf dem Weg durch die Nussbaumallee zur Strasse fielen die Walnüsse wie Manna von den Bäumen. Sie wurden vom warmen Föhnwind von den Ästen geschüttelt. In der Zeit, die mir noch blieb, bis Rainer mit seinem alten Daimler-Diesel die steile Strasse herunter knatterte, las ich so viele auf, wie ich konnte, und steckte meine Hosen- und Jackentaschen voll mit ihnen. Ich freute mich darauf, den Krankenschwestern eine kleine Freude zu bereiten. Verteilen würde ich sie aber erst, wenn ich von der Waage wieder runter war. Zusammen mit den Schwermetallen konnten sie mir helfen, das Minimalgewicht zu überschreiten.

Ich kam gut an mit meinen frischen Nüssen. Und nicht nur die sorgten für Überraschung. Auch mein ungewohnt fröhliches Auftreten musste sich schnell herum gesprochen haben, denn Dr. Ross bestellte mich nach der Bestrahlung in sein Büro und fragte mich, genau wie Dorothea am Morgen, was mit mir los sei. Ich hätte mich sehr verändert. Ermutigt von der gutgelaunten Frühstücksgesellschaft antwortete ich ihm: „Ja, ich habe neuerdings einen Gehilfen." Seine Miene verfinsterte sich, vielleicht vermutete er, ich sei einem Scharlatan ins Netz gegangen oder von einem anderen finsteren Heilsversprechen verblendet. Irritiert fragte er weiter: „Wie meinen Sie das? Wer ist das?" Ich antwortete: „Der Hl. Antonius. Er hat mir versprochen zu helfen." Nun hellte sich seine Miene wieder auf und er erklärte mir: "Ich bin auch katholisch aufgewachsen und verstehe Sie. Ich habe Ihnen ja zu Beginn der Therapie gesagt, dass wir mit einer Wahrscheinlichkeit von 50 Prozent Erfolg haben werden. Wenn Sie die andern 50 Prozent einbringen, dann kann es gut ausgehen."

Wir verabschiedeten uns wohlwollend. Ich empfand es als ein grosses Glück und eine Erleichterung, von einem Arzt behandelt zu werden, der Verständnis gegenüber meiner „unglaublichen" Geschichte zeigte und mich, wie zuvor meine Familie, offensichtlich nicht für ausgeflippt hielt.

Die ermutigenden Worte von Dr. Ross brachten meinen Lebensmut zum Überlaufen, er schwappte über und wurde zum Übermut. Statt der gewohnten larmoyanten Verabschiedung, scherzte ich mit der Stationsschwester, flirtete mit der holländischen Assistentin und verabschiedete mich kumpelhaft, benahm mich schlichtweg nicht mehr patienten-, geschweige denn krebskrankengerecht. Weil mir mein Verhalten selber peinlich war, nahm ich mir vor, morgen, wenn auch nicht kummervoll, so doch wenigstens mit ernster Miene meinen vertrauten Krankenschwestern und -helfern in der radiologischen Abteilung zu begegnen – krebspatientengemäss.

In der Cafeteria wartete Vreni auf mich. Da sie nicht weit vom Triemli entfernt wohnte, hatte sie versprochen, mich in den letzten zwei schweren Therapiewochen häufiger abzuholen und zum Zug zu begleiten. Sie brachte auch heute wieder eine Umhängetasche voller Schokoladen, Biberlis, Pralinen, Kaffee und anderer Schweizer Feinheiten mit. Ich konnte sie selber zwar nicht geniessen, Süssigkeiten schmerzten doppelt, aber ich konnte sie gönnerhaft im Kreise der Familie, der Freunde und der Nachbarn verteilen. Vreni redete mir immer viel Mut und Hoffnung zu, denn sie hatte selbst ihren Brustkrebs mit ebenso viel Leid und Pein, Strahlen und Chemie überlebt. Ich freute mich immer über ihre Besuche, aber heute ganz besonders, wollte ich ihr doch meine wundervolle Geschichte erzählen.

Ziemlich skeptisch, mit besorgtem Blick und ohne ihr typisches Dazwischenreden, hörte sie zu und war sichtlich überrascht, „sowas" von mir zu hören. Das hatte sie von mir nicht erwartet. Seit sie anlässlich ihrer Heirat zur lutherisch-evangelischen Kirche konvertiert war, wollte sie nichts mehr mit Heiligen und Wundern zu tun haben, hatte ihren Krebs auch ohne diese bewältigt, und ausgerechnet ich musste sie jetzt wieder mit diesem "Aberglauben" konfrontieren. Sie reagierte recht reserviert, hielt mich aber offensichtlich nicht für durchgeknallt, sonst hätte sie eine freundliche Nachfrage gewagt.

Aber weil grosse Schwestern ihren kleinen Brüdern immer verzeihen, bot sie mir auch heute wieder an, mich zum Hauptbahnhof zu begleiten. Doch ich schlug ihr Ansinnen aus, denn ich wollte nicht gestützt, geleitet und behütet werden. Ich wollte es alleine schaffen, erst recht heute, wo es mir dank der neuen Lebensperspektive leichter fiel als die Tage zuvor.

Während der Fahrt nach Singen dachte ich über Vrenis verhaltene Reaktion nach. Sie war immer die

Vernünftigste von uns drei jüngsten Kindern gewesen und hatte auch im gehobenen Alter noch die Allüren der Klassenbesten. Meist hatte sie das letzte Wort und liess sich kaum jemals, weder von Ursula, ihrer eineinhalb Jahre älteren Schwester, und erst recht nicht von mir, ihrem eineinhalb Jahre jüngeren Bruder, etwas sagen. Sie liess sich auch nicht von unseren divergierenden Meinungen und politischen Ideen beeinflussen oder gar überzeugen. Wie sollte sie also nun auf meine ihr völlig widerstrebende Heiligen- und Wundergeschichte reagieren, wo sie mich doch in meinem erbärmlichen Zustand nicht in die Schranken weisen konnte?

Zuhause angekommen, ging ich sofort zu meinem Freund Johan Geng, dem Dorfältesten von Heggelbach. Wir hatten uns in den vergangenen Wochen höchstens beim Ein- und Aussteigen aus dem Auto gesehen, nicht mehr miteinander getrunken, gescherzt und gelacht, und ich wusste, dass er sich darum grosse Sorgen um mich machte.

Er war sehr erfreut, dass ich endlich wieder vorbeischaute, auch über meinen heiteren Gemütszustand, und schien sich nicht weiter zu stören an meinen unsicheren Schritten, der leisen Stimme, dem eingefallenen Gesicht und den fehlenden Haaren auf dem Kopf. Wir hatten uns kaum auf dem Sofa vor dem laufenden Fernseher niedergelassen, da platzte ich schon mit der Neuigkeit heraus, dass der Hl. Antonius versprochen habe, mir zu helfen. „Marcel, du bist ein Glücksvogel! Das ist grossartig! Der Antonius ist ein Prachtkerl! Auf den kannst du dich verlassen." Wäre Johan noch besser auf den Beinen gewesen, wäre er an die Decke gesprungen vor Freude, was bei der niedrigen Decke nicht schwierig war. „Darauf trinken wir einen!" Er lief hinaus in den Vorratsraum, von wo ich ihn mit seiner hohen und lauten Stimme rufen hörte: „Heilandsakrament, so ein Mist!" Dann kam er mit einer Rotweinflasche zurück und erklärte, ich hätte ihn eben daran erinnert, dass er dem Antonius noch Geld schulde. Für die Kettensäge, die er im Frühjahr im Wald verschlampt und wochenlang gesucht hatte, aber noch am selben Tag, an dem er Antonius ein Opfer versprach, wiederfand. Er werde dies am Sonntag in der Kirche nachholen. „Marcel, lass'uns auf deine Heilung einen Wein zusammen trinken." Er öffnete die Flasche, füllte unsere Gläser und wir stiessen miteinander an. „Prost auf den guten Töni!" salutierten wir lautstark und noch mal: „Prost auf den Guten!" Johan war felsenfest davon überzeugt, dass der Hl. Antonius mir helfen würde, so wie er ihm immer half, wenn er ihn um etwas bat. Vor allem, da er es mir versprochen und zugesagt hatte, denn: „Antonius hält auf jeden Fall seine Versprechen!" Seiner Logik und seinem unerschütterlichen Glauben an den Schutzpatron, von dem ich zuvor nichts gewusst hatte, folgte ich gern und musste mich zügeln, um nicht gleich wieder übermütig zu werden. In unserer Stimmung hätten wir uns beide am liebsten endlich einmal wieder unter den Tisch getrunken und dabei immer wieder den Antonius hochleben lassen. Doch ich beliess es bei zwei kleinen

Gläschen. Die Schluckbeschwerden waren immer noch unerträglich und der gute Geschmack des Weins wollte sich auch noch nicht einstellen. Beim Abschied versprach ich Johan bald wieder vorbeizukommen, stand- und trinkfester als jetzt, um dem Hl. Antonius unsere uneingeschränkte Ehre zu erweisen.

Durch den Wein noch unsicherer auf den Beinen als ohnehin schon, schwankte ich mit kleinen Schritten ganz vorsichtig von einem Nussbaum zum anderen bis zu unserem Haus. Dabei versuchte ich auf den Zehenspitzen zu laufen, um keine Nüsse zu zertreten, so spitzfüssig wie 50 Jahre zuvor im Rheintal angesichts der Grünfrösche.

So müde ich auch war nach den Vorkommnissen der letzten Tage und Nächte, konnte ich mich dennoch nicht mehr zurückhalten, weiteren nahestehenden Personen davon zu berichten. Vor allem Marlies, meiner ältesten Schwester, die vom Altersunterschied her meine Mutter hätte sein können, und für die ich sie auch lange gehalten hatte, wollte ich sofort alles erzählen. Auch sie hatte ihren Brustkrebs mit allen operativen, radiologischen und chemischen Schikanen überlebt. Seit Ausbruch meiner Krankheit war sie an allen Neuigkeiten bezüglich meines Krankheitsverlaufs sehr interessiert. Also rief ich sie an und erzählte ihr von den wundervollen nächtlichen Erlebnissen. Schon als ich den ersten Teil der Ereignisse schilderte, in dem Marieli mir mitteilte, dass mir der Hl. Antonius helfen würde, wenn ich denn seine Hilfe annahm, unterbrach sie mich und jauchzte

ins Telefon: "Grandios! Der Antonius ist wundervoll."
Und nach einer längeren Pause: „Aber den kannst du
doch gar nicht bezahlen."

Aber sicher, entgegnete ich und erzählte meine Erlebnisse zu Ende – mit dem Hinweis, dass die Tages-
pauschale meine täglichen Lebenshaltungskosten um
keinen Cent erhöhen würde, hatte ich doch aufgrund
der Krankheit aufgehört zu rauchen. Damit ersparte ich
die geforderten 5 Euro pro Tag und konnte damit, wie
gewünscht und versprochen, armen Kindern helfen.
Leider hatte ich vergessen oder es nicht gewagt, sie
zu fragen, wie viel der Hl. Antonius von ihr verlangt
hatte, denn ich vermutete nach ihrer auffälligen Intervention, dass er auch ihr geholfen hatte. Wenn er seine
Forderungen, wie ich mir vorstellte, den Besitzverhält-
nissen der Bedürftigen anpasste, was mir vernünftig
und gerecht erschien, dann könnte bei Marlies ein
rechter Batzen zusammengekommen sein. Aber „über
solche Summen spricht man nicht".

Anders als Vreni, zweifelte sie in keinem Moment an
der Glaubwürdigkeit meiner Geschichte, kommentier-
te sie vielmehr mit „typisch Antonius", als ich ihr von
den Traumbesuchen und dem unmissverständlichen,
unverhandelbaren Kostenangebot erzählte.

Dass unser Marieli, unsere Mutter, mit von der
Partie war, ihn ins Spiel gebracht und mir als Helfer
empfohlen hatte, überraschte sie dagegen sehr. Sie hätte gern selbst auch nur ein einziges Mal von Marieli
geträumt, aber das sei bisher nie geschehen. Herzlich

und fröhlich verabschiedeten wir uns. In ihrer emotionalen und liebevollen Art verstärkte sie weiter meine Gewissheit: "Alles wird gut, Antonius hilft!"

Gestärkt von diesen ermutigenden Reaktionen war ich nun nicht mehr zu halten und rief auch noch Erich, meinen 6 Jahre älteren Bruder an, wohl wissend, dass ich ihn mit der Schilderung dieser Ereignisse nicht ins Schwärmen bringen würde. Ähnlich wie Vreni hörte er sich schweigend die Geschichte an und gab sich grosse Mühe, keine kritischen Fragen zu stellen, um den „kleinen Bruder" in seinem jämmerlichen Zustand und seiner schütteren, vom vielen Reden dazu noch heiseren Stimme, nicht zu kränken. So blieb ihm nur, mir viel Glück zu wünschen. Was hätte er auch anderes tun und sagen können?

Als Ausweg aus dem Gesprächsloch, in das ich ihn gestürzt hatte, lenkte ich das Thema auf die Antoniuskirche in unserem Heimatdorf Wangs. „Haben wir Wangser darum vielleicht einen privilegierten Zugang zu ihm?" Nun musste er seine Meinung nicht mehr zurückhalten und konnte in seiner berufsbedingten lehrerhaften Manier loslegen: „Falsch spekuliert! Der Wangser Antonius ist nicht der Kapuziner aus Padua, sondern der „Schwinitöni" aus Ägypten. Der andere Antonius, der ganz allein mit einem Schwein in der Wüste lebte und darum auch immer mit einem solchen abgebildet wird, wie eben in der Kirche von Wangs. Nicht mit einem Buch, einer Lilie und einem Kind auf dem Arm, wie der von Padua. Er gilt als erster bedeutender christlicher Gelehrter, der im 3. Jahrhundert lebte, 400 Jahre bevor dort das Schwein in Ungnade fiel."

Als jüngerer Bruder bin ich ihm öfters wie einer seiner Schüler vorgekommen. Ich genoss diese Rolle und ich gestand ihm gerne ein, dass ich das nicht gewusst hatte und ich ihm für die Richtigstellung dankbar sei. Noch dankbarer aber war ich darüber, dass wir ein Thema gefunden hatten, das den Anruf zu einem versöhnlichen Ende führte.

Gerne hätte ich auch noch Anita, die zweitälteste Schwester in Florida, und Ursula, die drittälteste, in Appenzell angerufen. Doch durch die Gespräche mit Vreni und Erich wurde mir klar, dass ich in meinem Zustand keine ehrlichen Meinungen meiner Geschwister erwarten konnte. Selbst wenn sie die geschilderten Ereignisse für Fieberträume, psychedelische Fantasien oder pathologische Halluzinationen hielten, sie würden es mir nicht sagen. Wer will denn schon seinem todkranken Bruder die letzte Hoffnung rauben? Also liess ich von weiteren Anrufen ab.

Nach der Abendessenstortur sass ich noch eine gute Weile mit Dorothea und Anna auf dem Sofa, ohne selbst etwas zu sagen. Ich wollte bei ihnen sein, ihnen zuhören, die Eindrücke ruhen und sich setzen lassen und mein Klärungsbedürfnis zurückstellen. Später im Bett schlief ich bald ein, müde von dem ereignisreichen und geschwätzigen Tag.

Zweifel nagen

Es war noch recht früh am Morgen und die Dämmerung erhellte nur schwach die Wolken, die eilig über den Weswald zogen, als hätten sie heute noch viel vor. Ich konnte nicht wissen, was mir am Nachmittag blühen würde, noch schöner und fantastischer als die Überraschungen der letzten Nächte. Hätte ich dies vorausgeahnt, ich hätte mich an diesem Morgen nicht von Zweifeln annagen lassen, von diesen Gehirnratten, die mit Vorliebe ihr Zerstörungswerk an frischen, noch unverarbeiteten Eindrücken, Einsichten und Eingebungen verrichten. Dann hätte ich mich nicht wieder gefragt, ob ich noch bei Sinnen sei, ob ich mir alles nur eingebildet und eingeredet hätte. Dann hätte ich nicht die drei Mütter, Marieli, die Gottesmutter Maria und Amma, für die Fantasie eines Sterbenden gehalten, der sich nichts sehnlicher wünschte, als von dieser Mutterfülle geschützt, weich und warm umhüllt zu werden. Ich hätte auch den Hl. Antonius nicht als imaginierte Vaterfigur gedeutet, die ohne Umschweife Bedingungen festlegte und befahl, wo's lang ging. Ich hätte mich nicht mit der Frage herumgeplagt, ob sich meine Erlebnisse psychologisch erklären liessen. Auch hätte ich auf die Vermutung verzichten können, dass nach der Freude über die wundervollen Erscheinungen zwangsläufig die Skepsis folgen musste, weil ich selber nicht verstehen und glauben konnte, was ich in diesen Nächten sah, hörte, träumte, fantasierte, halluzinierte oder auf andere unübliche Weise wahrgenommen hatte. Oder war dieser Wankelmut nötig? Wären ohne teuflische Zweifel diese Überraschungen und Offenbarungen gar nicht geschehen?

Die Sonne schaute schon über die Baumwipfel und warf die ersten Strahlen in mein Zimmer. Ich spürte, wie sich der Druck in den Adern erhöhte und das Blut immer schneller und kraftraubender durch die Adern drückte. Auch der Atem litt unter den Nagereien und wurde immer kürzer. Ich musste nach Luft ringen und mit schnellen, kleinen Zügen die Versorgung aufrechterhalten. Erst als ich die zwiespältigen Gedanken vertrieben hatte, gelang es mir wieder tiefer zu atmen. Langsam aus- und einzuatmen, noch langsamer aus- und noch langsamer einzuatmen, tiefer ein- und fester auszuatmen, ganz tief ein- und ganz fest auszuatmen; dann endlich zogen auch die letzten Nager von dannen.

Es würde wohl nur eine Frage der Zeit sein, bis sie zurückkämen. Ich war noch nicht über den Berg. Die Zweifel würden weiter an meinem wackligen Glauben nagen. Ich sah keinen Weg, diesen Plagegeistern zu widerstehen. Wie konnte ich meinen kritischen, rationalen Geist domestizieren oder noch lieber, wie einen stinkenden Fisch über Bord werfen?

Bis es Zeit wurde aufzustehen, hatte ich meine Hoffnung und Zuversicht halbwegs zurückgewonnen, indem ich wieder und immer wieder das Standbild von Marieli und Amma, Maria und Antonius visualisierte und mir die Traumtelefonate mit Antonius in Erinnerung rief.

Ich nahm mir vor, am Abend das Standbild zu zeichnen, solange es noch frisch und detailreich vor dem inneren Auge stand. Diese konkrete Aufgabe hob meine Stimmung und machte mir Mut.

Das Frühstück war schmerzhaft wie gewohnt, aber die Anwesenheit meiner Lieben erleichterte die Prozedur und half mir, die lebensnotwendigen Kohlenhydrate, Vitamine und Proteine durch den entzündeten und trockenen Hals hinunter zu zwingen.

Als ich mich auf den Weg zu Rainer machte, der in seinem geliebten Daimler auf mich wartete, läutete das Telefon. Am Hörer meldete sich eine Berufskollegin, eine italienische Architetta, Dottore, Professore, die mich zu einem Vortrag im November nach Bologna einladen wollte. Als ich ihr erklärte, dass ich an Krebs erkrankt sei und deshalb auf keinen Fall nach Italien reisen könne, reagierte sie sehr betroffen. Nach einer bedächtigen Pause fragte sie mich, als handle es sich um das Selbstverständlichste in der universitären Welt Italiens, ob ich schon einmal vom Hl. Antonius gehört habe und fügte mit grosser Bestimmtheit hinzu: „Er kann dir helfen! Er lebt noch! Ich habe seine rosa Zunge im Dom von Padua gesehen."

Ich konnte nicht glauben, was ich da von der Wissenschaftlerin Dr. Prof. Witti Mitterer hörte. Aber es machte mir Mut und so antwortete ich pathetisch: „Grossartig, dies von dir zu hören! Ich bin seit ein paar Tagen im Kontakt mit ihm und er hat mir versprochen zu helfen." „Bestens – dann sehen wir uns im Frühjahr wieder!", war ihre Antwort und ebenso bestimmt verabschiedete ich mich: „Auch dir alles Gute, bis auf bald wieder. Ciao!"

Mit zehn Minuten Verspätung erreichten wir Singen. Auch der Zugführer schien heute mit seiner italienischen Freundin telefoniert zu haben, denn er traf mit der gleichen Verspätung ein. Die Zugfahrt verging wie im Flug. Ich schaute den anderen Grenzgängern und Pendlern im Abteil in die Augen und begrüsste und verabschiedete meine Mitreisenden, die ich in den letzten Wochen kaum mehr wahrgenommen hatte. Im Krankenhaus bemühte ich mich eine freundliche, aber nicht allzu euphorische Stimmung zu verbreiten. Das Strahlenbombardement liess ich unbekümmert und ohne die leiseste Bewegung über mich ergehen. Dabei bat ich den Hl. Antonius inständig, er möge mich von den lästigen Zweifeln befreien.

Wunschkonzert im Niederdorf

Die Sonne schien auch heute wieder, wie an den meisten Tagen in diesem aussergewöhnlich schönen September 2005. Der warme Spätsommertag lud mich dazu ein, mich an ihm zu erfreuen. Zum ersten Mal nach einer Strahlenbehandlung hatte ich keine Lust, mit dem ersten Zug nach Singen zurückzufahren, sondern entschied mich spontan dazu, die Heimfahrt um drei Stunden zu verschieben und den Nachmittag in

Zürich zu verbringen. Ich wollte wieder wie in jungen Jahren durchs Niederdorf flanieren, mich in ein Café setzen und bunte, schräge, heitere Leute beobachten, unbeschwerte Menschen, die das Leben genossen. Ich rief zuhause an und gab bekannt, dass ich heute später zurückkehren würde. Dann spazierte ich gemächlich aus dem Bahnhof, überquerte die Limmatbrücke und bog rechts ab ins „Dorf". Eine Gruppe Jugendlicher in bester Stimmung, die Jungs mit ausgestreckten Beinen auf Pollern sitzend und die Mädchen, noch cooler, auf dem Steinboden, erwärmten mir im Vorübergehen mit ihrer unbeschwerten Lebensfreude die Seele. Mit dem Blick des Geniessers zog ich weiter die Niederdorfstrasse hinunter, erfreute mich an der gutgelaunten Obstverkäuferin, an der vollbusigen Bardame, an dem eleganten Kellner mit seinem silbern glänzenden Tablett, an dem dickbauchigen italienischen Wirt, der wortgewaltig und mit ausladenden Gesten vor seinem Restaurant einen Kunden verabschiedete und an den asiatischen Touristen, die unentwegt fotografierten. Ich folgte ihrer Blickrichtung und amüsierte mich über die Objekte ihres Interesses, von denen ich vielen niemals Aufmerksamkeit geschenkt hätte. Einige Blickwinkel konnte ich so wenig nachvollziehen, dass ich mich fragte, was für Phantome der Fotograf wohl dort auf dem Dach ausgemacht hatte.

Ein paar Schritte weiter spekulierte ich, ob die drei gepflegten, frisch frisierten und gelpolierten jungen Männer in ihren weissen Hemden, den Nadelstreifenanzügen und den dezenten Krawatten vielleicht doch keine Banker waren, wie ich auf den ersten Blick vermutet hatte, sondern gut und gerne auch Drogenhändler, Zuhälter, Jungpolitiker oder Immobilienhändler sein könnten. Egal, sie interessierten mich ja eigentlich nicht. Meine Aufmerksamkeit richtete sich auf eine modische Dame in fortgeschrittenem Alter, mit kurzgeschnittenen weissen Haaren, einem azurblauen Kleid, einem roten Schal und ebensolchen Schuhen, die eine grosse gelbe Mappe unter dem Arm trug. Eine leibhaftige Künstlerin, direkt dem Bauhaus entlaufen! Oder eine Galeristin?

An einem kleinen Tisch sassen drei Männer beim Kartenspiel, daneben an einem grösseren, ebenfalls weiss gedeckten Tisch eine spanisch sprechende Gruppe von Frauen, Männern und Kindern, die sich genüsslich die vielfältigsten Tapas und Oliven einverleibten. Wie belebend und wohltuend war es doch, das öffentliche Leben, die alltäglichen menschlichen Freuden zu beobachten, nach den vielen Wochen in CT-Röhren, Bahnabteilen, im Auto und allein im Bett!

Als ich den Hirschenplatz erreichte, bog ich links in die Spitalgasse, lief sie hoch und kam auf dieser kurzen Strecke zu meinem grössten Glück an zwei wunderschönen jungen Frauen vorbei, die ich sogleich erkannte als das, was sie waren: wahre Verführerinnen. Verführerinnen zur Lebensfreude! Sie waren paradiesisch schön. Wie vom Schöpfer persönlich oder seinem Frauenbeauftragten Botticelli geschaffen, mit grossen Augen und rotgefärbten Lippen, eine mit langem blonden

Zopf, die andere mit schwarzen, krausen Haaren, die von einem bunt gestreiften Stirnband gebündelt wurden. Ihre weiten, bunten Blusen und Röcke wehten im leichten Wind um die verborgenen Schätze ihrer Körper und liessen deren vollendete Formen erahnen. Die kurzen Röcke gaben den Blick auf herrliche, lange Beine frei.

Die Schönheit ist weiblich! Eva ist Gottes gelungenste Schöpfung. Ich überlegte, dass er wohl für seine ganze Schöpfungsarbeit nur einen Tag gebraucht haben konnte, weil alleine für Eva in ihrer perfekten Form und Bewegung, genau so wie sie sich jetzt hier in der Altstadt von Zürich in doppelter Gestalt zeigte, die anderen fünf Tage nötig gewesen waren. So gern ich auch Elefanten, Giraffen, Schmetterlinge und andere fantasievoll gestaltete Wesen bestaune, die Frau in ihrer Grazie, ihrer vollendeten Form und Gebärde bewundere ich tausendmal mehr als jede Gazelle. Oh, wie ist das Leben wundervoll, so viel Schönheit und so glückliche Gedanken!

Am Predigerplatz angelangt freute ich mich darauf, wie in alten Tagen im Zähringer Café einen Cappuccino zu trinken. Ich hatte schon die Klinke in der Hand, als von der Predigerkirche gegenüber Orgelmusik erklang. Die vollen Moll-Akkorde zogen mich in ihren Bann. Ich nahm meine Hand von der Türe, überquerte schnurgerade die Strasse und den Parkplatz und lief so schnell wie ich schon lange lange nicht mehr gelaufen war, durch die offen stehende Kirchenpforte, als würde ich hineingesogen.

Im Innenraum der Kirche, den ich noch nie zuvor betreten hatte, konnte ich die Töne physisch spüren. Mein ganzer Körper hörte sie mit. Ich setzte mich in die nächstbeste Stuhlreihe und genoss die Fülle, Dichte und Wucht der vielfältigen Akkorde und Melodien. Drei weitere Personen lauschten mit, an verschiedenen Plätzen, weit verstreut im ausgedehnten Kirchenschiff. Ich fühlte mich wohl in diesem Klangbad. Die Orgelpfeifen machten mich high und ich sass aufgelöst und glücklich auf meinem Stuhl, schweigend lauschend. Bald überwältigte mich überschwängliche Dankbarkeit für dieses grossartige Erlebnis; Dankbarkeit für das Angebot an Leben, den Anblick schöner Frauen und nun auch noch Livemusik!

Dann trat plötzlich Ruhe ein. Die wenigen Mithörer verliessen die Kirche. Ich blieb alleine zurück, verlassen im weiten, kühlen Kirchenraum. Zu gerührt, um aufzustehen, blieb ich sitzen und lauschte dem Nachhall in meinem Kopf. Dann hörte ich wie jemand die Treppe von der Empore herunterkam. Eine Dame – es musste die sein, die mich eben mit ihrem Orgelspiel beglückt hatte – trat nach vorne auf den erhöhten Altarraum und an einen Flügel heran. Sie streifte die schwarze Schutzhülle vom Instrument, zog einen Stuhl heran, klappte den Deckel von der Klaviatur und ordnete Notenblätter auf der Leiste über den Tasten.

Es würde also noch besser werden, denn ich liebte Klaviermusik noch mehr als die Orgel. Das Konzert ging wohl erst richtig los! Doch nicht genug der Vorfreude,

denn nun kam eine weitere Dame mit einem Geigen-
kasten durch die Seitentüre und lief leise grüssend an
mir vorbei auf ihre Kollegin zu. Dort klappte sie einen
Notenständer auseinander, stellte ihn neben den Flügel, nahm behutsam Geige und Bogen aus dem Kasten
und stimmte diese aufs Klavier ein.

Ohne zu zögern, wie ein Kind im Theater, verliess ich
meinen Platz in der Mitte der Kirche und setzte mich
in die vorderste Stuhlreihe direkt vor die zwei Musikerinnen. Noch tuschelten sie miteinander und tauschten
Notenblätter aus. Ich drehte mich um und sah, dass
kein Mensch mehr dazukam, dass ich der einzige Zuhörer im grossen Kirchenraum war. Bald würden sie zu
spielen beginnen. Ich war neugierig, was sie wohl spielen würden und wünschte mir im Stillen, passend zu
meiner gehobenen Stimmung, „Air", mein Lieblingsstück von Bach.

Dann spielten sie, und schon nach wenigen Takten
wurde mir klar: Sie spielten Bach, sie spielten „Air".
Meine Seele flatterte durch den Kirchenraum, mein
Herz hüpfte vor Freude, meine Ohren streckten sich
weit über die verlorenen Haare hinaus und im Kopf
schossen die Synapsen ein Feuerwerk ab. Freuden-
tränen kullerten über meine Wangen. Ganz alleine im
grossen Kirchenraum spielten nur für mich zwei mir
gänzlich unbekannte Damen an Flügel und Geige mein
Lieblingsstück vom Meister Bach. Ich konnte es nicht
fassen. Ich wollte mich ganz der Musik hingeben, nur
noch hören, nur noch Ohr sein, nur noch geniessen,

nichts mehr denken. Doch das Erlebnis war zu aussergewöhnlich. Ich hoffte, sie würden das Stück wiederholen, da ihr Zusammenspiel sicherlich eine Konzertpro-
be war. Aber nein! Sie wiederholten das Stück nicht,
sondern legten andere Notenblätter auf.

In der kurzen Pause bis zum Beginn des nächsten
Stücks wünschte ich mir in Gedanken eine andere Lieb-
lingsmusik. Ich wählte ein noch rührenderes, noch ba-
rockeres Stück: das Adagio von Albinioni. Nach wenigen
Takten war klar: Ja! Ja, sie spielten das Adagio von Albinioni! Wieder musste ich tief Luft holen, mich beruhigen, langsam ein, langsam ausatmen, geniessen und
glauben. Glauben, dass es nun wirklich nicht mehr mit
„rechten" Dingen zuging. Trotzdem zuhören, einfach
zuhören und geniessen! Leider benötigten sie auch bei
diesem Stück keine Wiederholung. Sie kramten nach
neuen Notenblättern und ich bereitete mich innerlich,
nun schon wie ein gewiefter Pokerspieler, auf die Auswahl des nächsten Stücks vor. Diesmal wollte ich die
Musikerinnen herausfordern. Triumphierend wünschte ich mir statt der Barockmusik eine andere, moder-
nere Lieblingskomposition: die Ungarischen Tänze von
Brahms. Sollte auch dieser dritte Wunsch in Erfüllung
gehen, so versprach ich mir im Geheimen, würde ich
alle meine Zweifel an den wundersamen Geschehnissen
der letzten Tage ein für allemal begraben und endgültig
glauben, dass hier „Göttliches" mit im Spiel war.

In der kurzen Zeit, in der die Violinistin ihr Instrument nochmals auf das Piano einstimmte, ihren Bogen

nachspannte, die Pianistin ihren Hocker zurechtrückte und beide Musikerinnen ihre neuen Notenblätter ausbreiteten, alsbald bereit zu spielen, steigerte sich meine Spannung ins Unermessliche. Dann war es soweit. Die Geigerin setzte ihr Instrument an die linke Schulter und mit dem Bogen in der rechten Hand wartete sie auf die ersten Takte der Pianistin. Was spielen sie da? Das kenne ich nicht! Bezaubernde Musik! Aber nicht die Ungarischen Tänze!

Zweifel keimten wieder auf, trübten aber nicht meine Freude über die grossartige Musik. Ich mochte das Stück, es rührte mich sehr, wohl sogar mehr, als die beiden Stücke zuvor und die Ungarischen Tänze es vermocht hätten. Als die letzten Töne verklungen waren, erhob ich mich von meinem Stuhl und in meinem aufgewühlten Gemütszustand bedankte ich mich mit schütterer Stimme für die schöne Musik. Dann fragte ich nach dem Komponisten des vorherigen Stücks und erhielt die Antwort: Johannes Brahms.

Mit einem „Merci vielmoll" verabschiedete ich mich, verliess die Kirchenbank und wankte wie betrunken dem Ausgang zu. Wer hatte denn nun gewonnen? Der Pokerspieler oder der Sträubling? Reichte ein beliebiges Stück von Brahms als Beweis? In einer halben Stunde würde mein Zug fahren. Ich musste mich beeilen. In der Nähe des Ausgangs lag aufgeschlagen, wie üblich in evangelischen Kirchen, eine grosse Bibel auf einem Stehpult. Wie zu einem letzten Gefecht marschierte ich auf diese zu und tippte mit dem Zeigefinger ganz zufällig auf eine beliebige Stelle. Als handelte es sich um ein Orakelbuch, erhielt ich eine Antwort, die meine allerletzten Zweifel beseitigte. Dort, wo mein Finger landete, war zu lesen:

Weil ich wusste, dass du starrsinnig bist, / dein Nacken wie aus Eisen ist / und deine Stirn wie aus Erz, so habe ich dir alles vorher schon gesagt. / Bevor es eintraf, hast du es gehört, – sonst sagst du noch: Mein Götze hat es getan. / Das hat mein Schnitz- oder Gussbild befohlen.'

Du hast es gehört, nun schau dir alles an! / Willst du es nicht andern verkünden? Von jetzt an lasse ich dich Neues hören; / bisher war es verborgen, / du hast nichts davon gewusst.

Jetzt erst habe ich es geschaffen / und nicht schon früher. / Vor dem heutigen Tag hast du nichts davon gehört, / damit du nicht sagen kannst: 'Ich habe es ja schon lange gewusst!'

Nein, du hast nichts davon gewusst / und noch nie etwas davon gehört! Denn ich wusste, dass du völlig treulos bist / und dass man dich nicht umsonst nennt: / 'aufsässig von Mutterleib an'.

Doch weil es um meinen Namen geht, / bezwinge ich meinen Zorn, / um meiner Ehre willen bezähme ich mich, und vernichte dich nicht. Ich habe dich geläutert, doch nicht wie Silber. / Im Schmelzofen des Elends prüfte ich dich.

Ich las es wie ein Manifest, wie eine unmissverständliche Antwort auf das wundervolle Geschehen der letzten Tage. Mir wurde schwindelig. Meine Knie wurden weich. Ich musste mich mit beiden Händen am Pult festhalten. Mein Herz sank tiefer und tiefer und mein Verstand flog in eine unbekannte Richtung davon, ihm hinterher, wie eine Schar aufgeschreckter Krähen, die letzten Zweifel.

Trotz meinem *„eisernen Nacken"*, meiner *„Stirn aus Erz"*, obwohl ich *„treulos und aufsässig"* bin, bezwingt der Herr seinen Zorn und vernichtet mich nicht. Ich bin gerettet!

Nun waren es auch für mich *„starrsinnigen"* Kerl der Zeichen genug. Nun konnte ich alle Vorbehalte über Bord werfen, mich aller Zweifel enthoben an der göttlichen Gnade erfreuen!

„Er vernichtet mich nicht"!

Jetzt wusste ich es. Jetzt glaubte ich es. Meine Freude machte mich leicht. Ich schrieb noch die Bibelstelle (Jesaia 48.4 – 48.10) in meinen Notizblock, dann schwebte ich zum Bahnhof.

Kaum hatte ich im Zug Platz genommen, ging mir der Gedanke durch den Kopf, was der Zwingli wohl dazu sagen würde. Und warum dieses Geschehen ausgerechnet in seiner Kirche geschah. Ausgerechnet hier in Zürich, wo er so vehement den Ablasshandel, die Heiligenverehrung, den Glauben an Wunder und allen Aberglauben angeprangert hatte, ereigneten sich 500 Jahre später ebensolche Unglaublichkeiten wieder.

Später als sonst, dafür noch glücklicher als die Tage zuvor, kam ich zu Hause an und hatte viel zu erzählen. Ich zog als Erstes das Notizblöckchen aus der Tasche und fragte Dorothea nach einer Bibel. Wir suchten darin nach „Jesaia 48.4 – 48.10" und lasen zusammen mit grosser Spannung die besagten Textzeilen „des biblischen Orakels". Es war uns beiden klar: Der Tod hatte sich verabschiedet. Ich würde nicht vernichtet werden. Sah ich noch so schlecht aus, haarlos, fahl und ausgezehrt, ich würde nicht sterben, nicht jetzt, nicht morgen, nicht so bald.

Von den wundervollen Ereignissen der vorangegangenen Nächte erzählte ich meinen Familienangehörigen und einigen Freunden. Ich wusste, dass ich die Geschehnisse auch einer breiteren Öffentlichkeit erzählen würde. Den Satz *„Willst du es nicht andern verkünden?"* begriff ich trotz Fragezeichen nicht als eine Frage, vielmehr als eine Aufforderung, der ich nach Ablauf einer angemessenen Zeit nachkommen wollte.

Siebte Strahlenwoche

Antonius und Franziskus

Mein Interesse an meinem Helfer und Vertragspartner, dem Hl. Antonius, stieg ins Unermessliche. Ich wollte wissen, wer er war, wollte alles über ihn erfahren. Selbst mit meinen müden Augen würde ich alles lesen, was ich über ihn finden konnte. Aus lauter Ungeduld wollte ich das Ende des Abendessens nicht mehr abwarten. Ich liess die Familie alleine weiter essen und verzog mich mit meinem Laptop ins Bett. Seit mehr als drei Wochen war ich nicht mehr vor dem Bildschirm gewesen, weil meine Augen brannten. Nun überwog der Wissensdurst die Sehschwäche. Ich wollte alles Wissenswerte über meinen Helfer erfahren. Meine Recherchen im Internet waren so spannend wie eine kriminologische Aufklärungsarbeit. Ich fand astronomische Ziffern über die geschätzte Anzahl seiner Heilerfolge und seiner Verhinderung von Unglücksfällen, über seine Erscheinungen und die Zahl der Pilger aus aller Herren Länder, die alljährlich sein Grab in Padua besuchen. Ich erfuhr, dass er der bekannteste Heilige der 2000-jährigen Kirchengeschichte ist, der Heilige mit fast so vielen Google-Einträgen wie Jesus und Maria. Für die letzte Therapiewoche hatte ich ein Thema gefunden, das mich voll in Beschlag nahm. Ich durchlitt keine einzige Nacht mehr, in der ich mich mit Rechenaufgaben oder weltpolitischen Problemen herumquälte. Die Beschreibung der Probleme zu Beginn des 13. Jahrhunderts, in dem Antonius wirkte, erinnerte mich stark an die heutige Zeit: Der Reichtum der Kirche, die zynische Machtentfaltung von Kirche und Adel, ihre Gier, ihre Machtkämpfe, Kriege und Völkermorde, die tiefe Kluft zwischen Arm und Reich, der starke Einfluss aus dem Orient, das Aufkommen radikaler Sekten und ihre Suche nach neuen Lebensformen und nicht zuletzt auch die europäische und internationale Dimension dieser Zeit, in der Antonius nachweislich in Marokko, Portugal, Spanien, Südfrankreich und Italien predigte und, wie sein späterer Glaubensbruder Franziskus, den Orient bereiste.

Ich googelte weiter und erfuhr, dass Antonius gegen Ende seines kurzen Lebens ein guter Freund von Franziskus wurde. Im Unterschied zu Antonius war mir der Heilige Franz von Assisi gut bekannt und immer schon sehr sympathisch gewesen. Seine Liebe zur Natur und zu den Tieren, vor allem den Vögeln, hatte mich schon als Kind fasziniert, vor allem dass er mit ihnen sprach und sang. Sein Sonnengebet, diesen kindlich wohltuenden Lobgesang auf die Natur und die göttliche Schöpfung, habe ich immer schon als rührend empfunden;

diese Freude und Lobpreisung der Natur; die Liebe zur Schöpfung mit all ihren Wesen, die aus diesen Zeilen spricht – die wiederum Olivier Messiaen zu einer so grossartigen Oper inspiriert haben.

Vor vielen Jahren, als Anna noch klein war und wir ein Jahr in Rom verbracht hatten, reisten wir in der Vorweihnachtszeit durch Umbrien und die Toskana und erfreuten uns an den fantasievollen Krippen in den Kirchen. Die lebensgrossen Figuren, die Hirten und Könige und dazwischen weidenden Schafe, mitsamt dem lebenden Esel und den echten Hirten auf der abschüssigen Wiese vor der Grabeskirche in Assisi, beeindruckten uns stärker als die meisten Kunstinstallationen, die wir zuvor auf der Biennale in Venedig besichtigt hatten. Dass der Hl. Franziskus als Erster die Geburtsgeschichte nachgebildet und damit die Weihnachtskrippe erfunden hatte, machte ihn für mich zu einem künstlerischen Vorbild. Vorbildlich schien mir auch seine freiwillige Beschränkung auf ein Leben in Bescheidenheit und seine Wanderungen, die er ohne Vorratstasche nach Marokko und in den Orient unternahm, allein mit dem Vertrauen in Gott und dem Wissen, dass der ihn nähren würde, so wie er die Vögel und Fische ernährt.

Jeden Morgen nach dem Aufwachen und abends, bis mich der Schlaf übermannte, googelte ich fortan auf den Spuren von Antonius und Franziskus und ermunterte mich an vielen Geschichten und Legenden. Es tat mir wohl zu erfahren, dass Antonius, Franziskus und seine Freundin Clara alle aus wohlhabenden Familien stammten, bevor sie aus freien Stücken auf den Reichtum verzichteten und ihr Vermögen unter den Ärmsten verteilten.

Ich erfuhr, dass um 1200 n. Chr im ganzen westlichen Mittelmeerraum eine breite Bewegung, ein antiklerikaler Kampf gegen die Macht, den Reichtum und die Dekadenz der Kirche entbrannt war. Katharer, Waldenser und Albigenser lehnten sich gegen die macht- und sexhungrigen, prunksüchtigen und raffgierigen Päpste auf, ebenso gegen den streitsüchtigen Hochadel, die arroganten Geschäftsleute und Handelstreibenden. Als Gegenwelten zu den verabscheuten Lebensweisen der Mächtigen verwirklichten die Abtrünnigen oder Ketzer, wie sie von der Kirche genannt wurden, Lebensmodelle in extremer Bescheidenheit und Armut, die ihrer „fundamentalistischen" Vorstellung vom Leben der Urchristen entsprachen.

Weiter erfuhr ich, dass Antonius 1195 in Lissabon geboren wurde und eine umfassende wissenschaftliche Ausbildung genoss, bevor er mit 25 Jahren loszog, um in Südfrankreich im Zentrum der Aufständischen zu wirken. Als gebildeter und begnadeter Redner versuchte er die radikalen Gruppen zu besänftigen und sie vor der drohenden Ausrottung und Vertreibung durch die Päpste zu bewahren. Er schätzte die Unbarmherzigkeit der verkommenen Kirche realistischer ein als die von Fanatismus und Wut geblendeten Katharer, von denen berichtet wird, dass sie die Päpste für die Personifizierung Satans hielten.

Es muss auch damals schon schwer gewesen sein, radikale Fundamentalisten eines Besseren belehren zu wollen, jedenfalls zog Antonius unverrichteter Dinge von der Provence in die Toskana und nach Umbrien, wo er den damals schon legendären Franziskus von Assisi kennenlernte. Auch der hatte dem Besitz abgeschworen und war dabei, eine alternative Gemeinschaft aufzubauen. Ich las, dass der 15 Jahre ältere Franziskus von Antonius und dessen Gelehrsamkeit zunächst nicht sehr angetan war. Franziskus vertrat die Meinung, dass Wissen dem Gottesglauben schade. Aus diesem Grund hatte er seinen Brüdern geistige Bildung untersagt und ihnen sein "Ora et labora" nahegelegt. Durch die Bekanntschaft mit Antonius soll er später jedoch fasziniert – und erleichtert – erkannt haben, dass auch ein gelehrter „Bruder" dem Glauben treu bleiben konnte. Trotz seiner Gelehrtheit und Liebe zu den Büchern stellte sich Antonius als nicht weniger gläubig und der mystischen Gotteserfahrung zugeneigt heraus.

Beide frommen Männer hatten auf ihren zahlreichen Reisen durch Marokko und den Orient die Erfahrung gemacht, dass der Mensch durch inständiges Beten oder Singen von Gott behütet und versorgt wird – ähnlich den Vögeln: „Sehet die Vögel des Himmels an! Sie säen nicht und ernten nicht, sie sammeln auch nicht in die Scheunen und euer himmlischer Vater nährt sie doch." So sahen sich auch die Reisenden auf ihren Wanderungen ernährt und beherbergt und konnten noch den armen Leuten von ihren Gaben abgeben. In ihrem Vertrauen in Gottes Schutz verzichteten sie auf den Wanderstab, der als Waffe missbraucht werden und den Besitzern Anlass zu Gewalt hätte geben können. Sogar Wegelagerer und Räuber sollen von ihrer Demut und Angstlosigkeit beeindruckt gewesen sein: „Wem man nichts nehmen kann, dem wird gegeben". Diesem urchristlichen Vertrauen in Gott, dem Verzicht auf materiellen Besitz und der Hingabe an die göttliche Vorsehung, folgten zahleiche junge Männer und Frauen, die sich Franziskus' Lebensentwurf und Gemeinschaft anschlossen.

Mit viel Wohlwollen erfuhr ich, dass im Jahre 1208 die Adelstochter Clara, ebenfalls aus Assisi, sich in den revolutionären Franziskus verliebte, als der sich vor Gericht auszog und in voller Blösse dem Gericht und dem anwesenden Bischof verkündete, er werde sich nun nackt auf den Weg zum Herrn machen. Die Liebe zwischen den jungen Leuten war selbstredend verboten, also musste Franziskus, im Stile der Zeit, die Grazie auf ritterliche Weise entführen. Dies soll nicht lange gutgegangen sein, hatte sich Franziskus doch auch schon seinem Herrgott versprochen. Der Legende nach schlug Franziskus vor, sich zu trennen und erst wiederzusehen, wenn die Rosen wieder blühten. Es lag noch Schnee, als er ihr dieses entbehrungsreiche Angebot unterbreitete, und Clara muss mächtig geweint haben. Doch kaum waren sie einige Schritte gegangen, blühten Rosen im Schnee.

Alle diese Geschichten und Legenden berührten mich tief und solange die Kräfte und die Augen es zuliessen, fischte ich weiter in den vielfältigen Schilderungen über die zwei sympathischen Heiligen. Aus historischen Zeugnissen erfuhr ich, wie wichtig es für die neue Gemeinschaft der Franziskaner war, verbindliche Regeln zu erstellen, um den Zusammenhalt zu stärken und um der Verfolgung durch die amtliche Kirche zu entgehen. In Antonius fand sich genau zur richtigen Zeit ein Glaubensbruder, der in der Lage war, Regeln zu formulieren, die dem neuen Orden der Franziskaner, besser bekannt als Kapuziner, und deren weiblicher Entsprechung, den Clarissinnen, als verbindliche Grundlage taugten.

Antonius' Kunststück bestand darin, seine Ordensregeln mit diplomatischem Geschick so zu formulieren, dass sie den Ideen von Franziskus und Clara folgten und zugleich vom Papst, widerwillig, toleriert werden mussten.

Dann las ich mit Vergnügen, dass sich Antonius nach getaner Arbeit an die Adriaküste nach Rimini begab – wahrscheinlich eine ganz normale Urlaubsreise. Dort stand er dann am Ufer des Meeres und wollte den anwesenden Menschen eine Predigt halten. Doch die Badegäste interessierten sich nicht für sein Anliegen und hörten ihm nicht zu. Also drehte er sich zum Meer hin und predigte den Fischen, die daraufhin neugierig ihre Köpfe aus dem Wasser streckten. Wie heilsam und erheiternd zu erfahren: Franziskus sprach mit Vögeln und Antonius predigte den Fischen. Ich war in bester Gesellschaft!

Bald darauf, erfuhr ich weiter, schickte ihn Franziskus zurück in die Provence mit dem Auftrag, mit seiner Redekunst die Katharer vom legalisierten Weg der Kapuziner zu überzeugen, sie von der radikalen Ablehnung der Amtskirche abzubringen und mithin vor drohendem Unheil zu bewahren. Entweder kam er zu spät oder die geistige Aufnahmefähigkeit der „Fundamentalisten" war so beschränkt wie die der Badegäste in Rimini; vielleicht war auch ihre Wut auf die Päpste zu gross. Sie folgten ihm nicht. Also kehrte er nach kurzer Zeit, ohne das Unheil abwenden zu können, wieder zu seinen Brüdern nach Assisi zurück. In der Zwischenzeit war Franziskus 44-jährig gestorben. Der Legende nach lebte er die letzten Jahre seines Lebens auf einem Nussbaum. (Er wird wohl gewusst haben, wie wirksam dieser Baum gegen Mücken schützt).

Fünf Jahre später starb Antonius im Alter von 35 Jahren ebenfalls in Padua. Schon am Tag seiner Beerdigung wird von Wundern berichtet und es folgten noch so viele, dass er bereits nach einem Jahr heilig gesprochen wurde. Zu seinem Gedenken wurde in Padua die wundervolle Grabeskirche errichtet, die noch heute von vielen Pilgern, Architektur- und Kunstfreunden besucht wird.

Emotional aufgerührt und erwärmt von den Geschichten der wundervollen Heiligen, lag ich glücklich und zufrieden im Bett. Es war schwarze Nacht, die Sterne leuchteten. Nur das Brüllen eines Rehbocks durchbrach die Stille. Zuversichtlich und in freudiger Erwartung und Neugier auf die kommenden Ereignisse schlief ich wie ein Murmeltier im Winter, als wäre wieder alles in Ordnung und ich müsste nur auf den Frühling warten. Am kommenden Morgen musste mich Dorothea sogar wecken, zum ersten Mal seit vielen Wochen. Als ich mich im Bett aufsetzte, hörte ich Krähen kreischen und beobachtete, wie diese Rabenvögel wieder einen Bussard jagten, der gemächlich über die Wiese segelte. Um ihnen zu entkommen, stürzte er sich plötzlich senkrecht in die Tiefe, um kurz vor dem Aufprall die Flügel aufzuspannen, sich mit dem Aufwind wieder in die Höhe zu schrauben und das unruhige Gebiet der hysterischen Krähen kampflos in südlicher Richtung zu verlassen.

Das Frühstück dauerte nach wie vor seine Zeit und Dorothea und Anna achteten streng darauf, dass ich, trotz neuem Lebensmut und meiner Gewissheit nicht zu sterben, die stechenden Schmerzen aushielt und mir die aufgeweichten Müesliflocken, die zu Saft zerquetschten Früchte und den ekligen Astronautensaft einverleibte. Das Minimalgewicht von 78 Kilo, das ich dank meines Lausbubentricks noch immer auf die Waage brachte, musste ich unbedingt halten, um nicht in den letzten Tagen noch in die stationäre Abteilung eingewiesen zu werden. So lautete die unbarmherzige Essensdevise weiter: „Schlucke, schlucke, schmerze es, was es wolle!" Es blieben schliesslich nur noch fünf Tage bis zu meinem 58. Geburtstag, dem Tag meiner letzten Bestrahlung.

Die letzten „strahlenden" Röhrenaufenthalte wurden zur reinen Routine, die Fahrten nach Zürich so selbstverständlich wie für die vielen Berufspendler, die wie ich ihre tägliche Strecke abfuhren. Gestärkt durch die Gewissheit, dass ich nun geheilt war, dass der Krebs durch die Strahlen- und Chemietherapie und die Hilfe des Hl. Antonius restlos besiegt wurde, empfand ich die Strahlensessionen nun als reine Formsache, die ich souverän bis zum geplanten Ende über mich ergehen lassen würde.

Mein schönstes Geburtstagsgeschenk

Heute stand meine letzte Fahrt nach Zürich bevor. Als ich nach dem Frühstück aus der Haustüre ging, hingen Wassertropfen am taufrischen Gras, in denen sich das Morgenrot spiegelte, so bezaubernd und schön wie meine Erwartung an diesen Tag, an dem ich zum letzten Mal in die Röhre einfahren würde.

Ich hatte einen Zwetschgenkuchen von unserem exzellenten Bäcker in Owingen mit ins Krankenhaus gebracht, um mich von meiner Betreuungscrew in der onkologischen Abteilung zu verabschieden. Alle freuten sich über den Fruchtkuchen, waren aber auch überrascht, dass ich mich schon an diesem Tag verabschiedete, wo der letzte Bestrahlungstermin doch erst morgen vorgesehen war. Eine Assistentin erinnerte mich dezent an den Behandlungsplan und fragte, ob ich mich vielleicht im Datum getäuscht habe? Aber ich entgegnete mit festlicher Stimme: "Die letzte Bestrahlung schenke ich mir, denn morgen habe ich Geburtstag."

Dieser Antwort konnten und wollten sie nichts entgegensetzen. Sie verspeisten den süssen Abschiedsgruss, und wie gute Freunde nach einer langen, gemeinsamen Reise gingen wir mit herzlicher Verabschiedung auseinander. Dabei erfuhr ich, dass ich der letzte Patient von Dr. Dieter Ross in Zürich war. Er würde sich ebenfalls in wenigen Tagen von seinen Kollegen und Kolleginnen verabschieden und zurück nach Deutschland ziehen, um eine neue Aufgabe anzunehmen.

Mit dem Gefühl grosser Dankbarkeit und freundschaftlicher Verbundenheit, aber auch mit Wehmut, verabschiedete ich mich vom gewissenhaften Herrn Doktor, dem freundlichen Pflegepersonal und all den vertrauten Menschen im Kellergeschoss des Triemli-Spitals.

Die Heimfahrt empfand ich wie einen Siegeszug, als hätte ich soeben den Zürcher Stadtmarathon gewonnen. Alle meine inneren Mithelfer klatschen und jubelten mir zu. Tausende Millionen, ja Milliarden von Dendriten und Mitochondrien verzweigten und verästelten sich in nie gesehenen Formationen. Neuronen tanzten mit Neuroglia. Oligodendroglia und Astrolia verfielen in einen ekstatischen Liebesrausch. Glia überhäufte alle Schaulustigen mit Konfetti. Inhibitorische Synapsen überschütteten mich mit Dopamin und Adrenalin und verstärkten mein inneres Triumphgefühl. Neurotransmitter gaben die aktuellen Festinformationen an alle verfügbaren Nervenzellen weiter, worauf das Serotonin ein stimmungsvolles Feuerwerk zündete. Hierfür erhöhten Enzyme und Aminosäuren die Methanproduktion und schufen damit eine wohltuende, wenn auch recht monotone Begleitmusik. Diese akustische Bereicherung, vergleichbar mit der Tonfarbe einer gedämpften Trompete, verband sich mit einem überaus intensiven olfaktorischen Output. Dieses, auch Leibwind genannte Phänomen machte nicht nur die Reisenden in meinem Abteil, sondern im ganzen Wagon zu Zeugen meiner triumphalen Heimkehr.

Zuhause ging das Fest mit meinen Liebsten, Freunden und Champagner weiter bis spät in die Nacht.

Das Leben hat mich wieder. Überlebende sterben später!

Epilog

Fest zum 7-jährigen Jubiläum

Anfang Oktober 2012 waren die ersten sieben Jahre des Überlebens zur Tatsache geworden. Das Jubiläum der wundervollen Lebensverlängerung feierten Dorothea und ich zu Beginn des Oktobers 2012, gleichzeitig mit meinem 65. Geburtstag, in Südfrankreich. Wir badeten am Morgen in Sanary-sur-Mer und wanderten am Nachmittag auf der Halbinsel Cap Sicié hinauf zur Notre Dame du Mai. Allein standen wir auf dem Berg weit draussen im Meer und genossen den Ausblick. Nach Westen hin schauten wir zu den Alpen, die vor Marseille schroff im Meer versanken und den Blick auf die Stadt genauso verdecken, wie die entfesselten Gewitterwolken und Nebelschwaden im Osten die Sicht auf das nahegelegene Toulon. Wir bestaunten die Überfülle an Naturerscheinungen: das Meer, seine Buchten und Strände, die Felsen und Berge, das Farbenspiel der Wellen und der Wolken, die herabfallenden Regenschauer in den Alpen, die aufgefächerten Sonnenstrahlen und ihre Spiegelungen im Meer. Unentwegt, wie Derwische, wenn auch nicht ganz so schnell, drehten wir uns um die eigene Achse und erfreuten uns am monumentalen 360° Naturspektakel. Ein paradiesischer Moment! Nur wir zwei alleine auf dem Berg über dem Meer. Erhaben, weit über den menschlichen Niederungen, schwebten unsere Seelen mit den Möwen im Wind, stiegen steil in die Höhe, drehten in beliebige Richtungen, liessen sich fallen und fingen sich vor dem Eintauchen ins Wasser wieder auf. La vie est belle.

Dann drängte die Sonne wieder durch die Wolken, näherte sich schon dem Alpenkamm bei Bandol und tauchte diesen, das Meer und selbst den Regen über Toulon in ein gelbes, dann rotes bis tief violettes, alle Nuancen umfassendes Kaleidoskop aus Farben und Licht. Ein Regenbogen spannte sich weit draussen über dem Meer und führte das kunsttheoretische „Weniger ist mehr" noch zusätzlich ad absurdum − es sei denn dieser Leitsatz gilt allein für menschliche Schöpfungen, nicht aber für die Schönheit der Natur. Hier zeigte sich: „Mehr ist mehr", und da wir schon in Frankreich und an der Côte d`Azur waren: „Das Meer ist das Meer ist das Meer".

Wie inspirierend war die Welt auf diesem Berg, in den Wolken über dem Meer, vor dem üppigen Gesamtkunstwerk der Natur aus Licht und den Klängen von Wind, Wellen und Donnergrollen. Die visuelle, theatralische und akustische Dramatik, die sich da entfaltete, erinnerte uns an die französischen Son-et-Lumière-Spektakel vor den Pyramiden in Kairo oder im Tempel von Karnak.

Doch plötzlich war Eile geboten. Wir hatten vor lauter Staunen in dieser 4-D-Fullspace-Arena nicht an die hereinbrechende Dunkelheit gedacht. Also hüpften wir in grossen Schritten los, liessen uns durch keinen Seeadler, keine verirrte Bergziege und keinen blökenden Schafsbock mehr aufhalten. Als wir kurz vor Einbruch der Dunkelheit endlich ein paar Wanderer eingeholt hatten, waren wir beruhigt. Wir konnten ihnen in einem diskreten Abstand folgen, ohne uns weiter beeilen oder ihrem Hund die geforderte Aufmerksamkeit schenken zu müssen.

Mit dem letzten Lichtschein fanden wir zurück in die Zivilisation und im Städtchen Les Trois Fours in ein kleines, feines Restaurant.

Beginn der Aufzeichnungen

Heinrich Böll hatte wohl recht, als er im Gespräch mit Christa Wolf erklärte: "Wer einmal Katholik war, der wird das nie wieder los". Diese Böll'sche Lebensweisheit mag erklären, warum ich, angesichts des Todes, zu meiner eigenen Überraschung und trotz Glaubenszweifel und Kirchenferne mit dem Hl. Antonius von Padua anbandelte, oder er mit mir.

Aber auch nicht katholisch geprägte Kranke erfahren in hoffnungslosen, todesnahen Situationen, auf anderen, weniger kirchlich vorbelasteten Pfaden, wundervolle Heilungen. Sie sind ebenso schwer zu verstehen wie meine eigene, aber mögen auch zum Glauben an das Unglaubliche beitragen und helfen, die Hoffnung auch in hoffnungslosen Situationen zu bewahren.

Meine Dankbarkeit für das „Geschenk", weitere sieben Jahre mit vielen Highlights, spannenden Projekten und abertausend alltäglichen Freuden zu erleben war grenzenlos. Mit Ablauf dieser märchenhaften Zeitdauer, so hatte ich mir vorgenommen, wollte ich meiner Deutung des „biblischen Orakels" in der Predigerkirche in Zürich Niederdorf nachkommen: Ich war nun bereit, meine Geschichte niederzuschreiben um sie einer interessierten Öffentlichkeit „kundzutun". Es stellte sich als ein schwieriges und langwieriges Unterfangen heraus, das mich mehr als zwei Jahre in Beschlag nahm.

Das Notieren der Ereignisse auf der Grundlage meiner Erinnerungen und verschiedenen in zittriger Schrift verfassten Notizen und Kalendereintragungen war mühsam. Noch schwerer fiel es mir, den „unbeschreiblichen" und geheimnisvollen Erlebnissen Worte zu verleihen. Auch, weil ich zuvor nur widerwillig geschrieben habe; meist nüchterne Projektbeschreibungen, Erläuterungen oder Analysen für geschäftliche oder publizistische Zwecke.

Mit der Zeit verwandelte sich die auferlegte Pflicht zu meinem Glück und ich entdeckte die Freude an der Sprache, an der Auswahl der Worte und ihrem Klang. Es wäre verwegen zu behaupten, dass ich dadurch das Schicksal, das Glück und die Gnade, die mir beschieden waren, verstehen lernte. Aber ebenso wie ich die Natur, die Musik, die Kunst und meine Frau lieben kann, ohne sie zu verstehen, so will ich mein Glück geniessen, auch wenn ich's nicht erklären kann.

Die alltägliche Spende

Die intensive Beschäftigung mit dem Sterben und die Nähe zum Tod während der Krankheit haben mir geholfen, das „neue Leben" verstärkt wertzuschätzen. Als Überlebender habe ich gelernt, jeden zusätzlichen Tag als ein Geschenk zu begreifen.

Für dieses Geschenk kam ich gerne meinem Versprechen nach, täglich einen Betrag für arme Kinder auf die Seite zu legen. Der Deal mit dem Hl. Antonius entwickelte sich zu einem befriedigenden und spannenden Dauerauftrag. Die Qual der freien Wahl machte mir bewusst, an wie vielen Orten auf der Welt Kinder leiden und der Hilfe bedürfen: So auf Haiti, in Indien und im Ladhak, in Pakistan und in Bangaladesh, in Nigeria und Angola, wohin ich meine täglich gesammelten „Wassertropfen auf die heissen Steine" leiten konnte. Auch bescheidene Beiträge mögen hilfreich sein. Ich bin Dr. Raymond Frank dankbar, der mir von dem algerisch-französischen Poeten Pierre Rabhi den Sinnspruch übereignete: "Le monde s`en portera mieux si ce n`est qu`une goutte d`eau du Colibri dans les poussières rouges du monde" (Der Welt wird es besser gehen, und sei es auch nur durch einen Wassertropfen des Kolibris auf die Wunden der Welt). Durch die Intervention vom Hl. Antonius ist mir klar geworden, dass spenden und helfen nicht als moralische Sonderleistungen oder Tugenden verstanden werden dürfen. Vielmehr gilt es seit jeher in allen Weltkulturen und Weltreligionen als Selbstverständlichkeit, dass die Wohlhabenden die Armen unterstützen: „Dana" wird diese Hilfe im Buddhismus und Hinduismus genannt. Bei den Juden zeigt sie sich in Geschenken am Purin-Fest. Und die Muslims unterscheiden gar zwischen zwei Arten von Spenden: die Sadoqa, die freiwillige, und das Sakat, die obligatorische Hilfe. Es ist davon auszugehen, dass die privaten Hilfeleistungen das Leid der Armen auf der Welt effizienter lindern, als alle staatlichen Programme zusammen. Und die moderne Psychologie weiss, wie die persönliche Hilfe massgeblich zur psychischen Gesundheit beiträgt; dass das Geben glücklicher macht als das Nehmen. Darum erinnere ich mich auch gerne an meinen verstorbenen Freund Johan Geng, der mich bezüglich meiner Vereinbarung mit der Volksweisheit ermunterte: "Vom Spenden und Schenken ist noch keiner arm geworden".